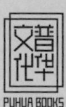

PUHUA BOOKS

我
们
一
起
解
决
问
题

[日]小林弘幸　著

24小时大脑

分时段打造你的
高效脑、抗压脑、幸福脑

自律神経の名医が教えるココロとカラダの疲れとり大全

董春燕　译

人民邮电出版社
北　京

图书在版编目（CIP）数据

24小时大脑：分时段打造你的高效脑、抗压脑、幸福脑 /（日）小林弘幸著；董春燕译. -- 北京：人民邮电出版社，2022.4
ISBN 978-7-115-58745-9

Ⅰ. ①2… Ⅱ. ①小… ②董… Ⅲ. ①大脑—研究 Ⅳ. ①R338.2

中国版本图书馆CIP数据核字(2022)第032714号

内容提要

每个清晨醒来，我们都希望开启活力四射的一天。然而，快节奏、超负荷的生活让我们倍感压力、疲于奔命。如何从容应对，让自己有效抗压、高效学习和工作？通过赋能大脑，掌握管理精力、释放压力以及调整情绪的有效方法至关重要。

其实，伴随着我们的醒来，大脑也将开始全新的一天。只有科学遵循大脑运行机理，才能让每天足够精彩。本书作者从脑科学角度深入探究全脑管理方法、不同时段大脑工作的黄金规律，为我们量身定制24小时"超燃"大脑：快速打造活力"爆表"的晨间大脑、集中精力的日间大脑、深度放松的晚间大脑、轻松而创造力"爆棚"的夜间大脑，以及充满仪式感的周末大脑。

本书用80个高效实用的科学用脑和精力管理习惯，真正帮助"忙、累、困"的现代人走出焦虑、抑郁、萎靡不振的情绪陷阱，疏解心理压力，高效完成任务，让每个人都可以做自己的精力管理师，拥抱元气满满的一天。

◆ 著　[日]小林弘幸
　　译　董春燕
　　责任编辑　谢　明
　　责任印制　彭志环

◆人民邮电出版社出版发行　北京市丰台区成寿寺路 11 号
邮编 100164　电子邮件 315@ptpress.com.cn
网址 https://www.ptpress.com.cn
北京盛通印刷股份有限公司印刷

◆ 开本：880×1230　1/32
印张：6.25　　　　　　　　　2022 年 4 月第 1 版
字数：150 千字　　　　　　　2022 年 4 月北京第 1 次印刷
著作权合同登记号　图字：01-2021-7386 号

定　价：59.80 元
读者服务热线：（010）81055656　印装质量热线：（010）81055316
反盗版热线：（010）81055315
广告经营许可证：京东市监广登字20170147号

张萌　青年作家，代表作《人生效率手册》

人人都需要管理精力、释放压力和调节情绪，如今通过给大脑赋能，这些都能得以实现。分时段脑科学让你在忙碌的日子里也能够精力满格、不掉电，我推荐阅读这本书。

琦琦　行动派创始人，视频号百万直播间主播

当今社会，每个人都避免不了快节奏、高负荷的生活，因此学会管理自己的精力、压力、动力，统筹时间、目标等都非常重要，而这些都可以通过赋能大脑实现。这本书就通过分时段科学用脑的方式，帮助你在忙碌的日子里也能够活力充沛，值得想在多个赛道跑出漂亮成绩的人细读。

赵周　拆书帮创始人,《这样读书就够了》作者

我们理应善用、善待我们的大脑——就像一位剑客保养他的佩剑,就像一位运动员爱惜他的球拍,就像一位科学家维护他的仪器。这本书就是大脑使用与保养的说明书,快来对比一下自己平时的做法吧!

每天早晨醒来，我们都想开启元气满满的一天。可是理想很"丰满"，现实很"骨感"。在快节奏的现代职场中，我们需要每天扮演情绪可控的成年人——待人和善、努力工作、踏实、隐忍。正因如此，我们有时会感觉活得很累，只有掌握随时调整身心节奏的技巧，才能让自己活得更幸福、更健康。

其实，当我们醒来时，我们的大脑也将开始全新的一天。大脑是一个非常神奇的器官。我们常会思考把一天中最重要的工作安排在哪个时间段完成，也常会思考下班后是先去吃一顿"大餐"还是先去健身房健身。我们必须依靠大脑思考才能做出决定。因此，我们只有了解大脑一天的工作规律，并且合理利用这个规律，才能把自己每天的工作和生活安排得"明明白白"。

在这本书中，我想和大家分享利用大脑 24 小时工作的规律，改善身心失调、让自己"满血复活"的 80 种方法。这些方法都不难掌握，你每天不必花费太多时间就可以轻松实践，而且能取得很好的效果。

生活总该迎着光亮，遇到再多沟沟坎坎也要坚强。人生不必背负太多，该工作的时候就努力干，该休闲的时候就拼命玩。我们的大脑每天都需要"分时段"和"格式化"，这样才能帮助我们安排好工作、放空思绪、清空压力、更好地迎接全新的自己。

因此，我呼吁大家做自己的元气管理师，让你的大脑真正减负，把握好自己的生活节奏，拥抱元气满满的自己。

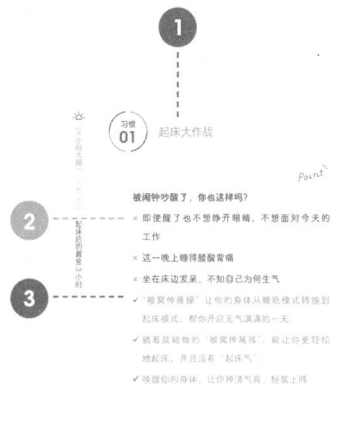

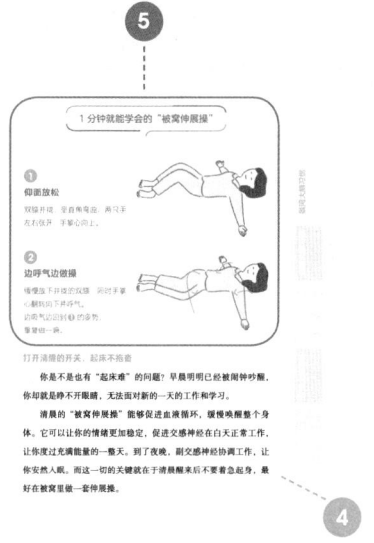

1 一句话帮你恢复元气

方法简单明了，让你一目了然。你可以根据自己在精力和情绪上出现的问题对症下药。你可以从符合自己情况的那一项开始实践，当然选择自己最想做的那一项也是没问题的。

2 生活中，你有没有出现过这种情况

把你拉入现实工作、学习和生活场景。你有没有出现过这种情况：你有时会感觉自己喘不上气来、不想说话；你经常会感觉自己"压力山大"、无精打采、做什么事都提不起劲？如果有，就请接着往下读。

3 为什么这样做对你有好处

说明该方法对提高效率、维系身心健康的重要性，同时指出在实践时你需要注意的事项。

4 大脑告诉你该怎样做

从脑科学的角度更详细地说明该方法对解压的好处。

5 实操技巧、漫画图解

帮你拆解这个小技术，漫画图解，好懂好学。

序章　大脑过好一天，你就过好一天

大脑的 24 小时

☀ 24 小时大脑① （6:00~9:00） **起床后的黄金 3 小时**

活力"爆表"的晨间大脑

21 个晨间习惯打下一天抗压的基础

〰〰〰〰〰〰

晨间脑科学

24 小时大脑②（9:00~18:00）工作中的钻石 9 小时

集中精力的日间大脑

29 个日间习惯有效隔离工作压力

日间脑科学

24 小时大脑③ （18:00~22:00） **睡觉前的白金 4 小时**

深度放松的晚间大脑

13 个晚间习惯彻底消除"今日份"心理压力

晚间脑科学

24 小时大脑④　（22:00~6:00）　**美梦中的甜蜜 8 小时**

轻松而创造力"爆棚"的夜间大脑

3 个睡眠习惯让你为大脑"格式化"，清除无用垃圾信息

夜间脑科学

○ 24 小时大脑⑤ （周末）"微躺平"的周末 24 小时大脑

充满仪式感的周末大脑（周六、周日）

14 个周末习惯预热下一周的新生活

周末脑科学

（ 序章 ）

大脑过好一天，
你就过好一天

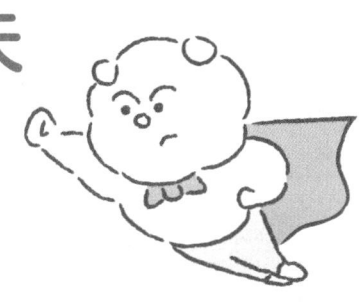

大脑的 24 小时

· · · · · · · · · · · · · · · · · ·

    大脑是人体最精密的器官，我们的思维和行为，甚至是情绪都由大脑统一控制。然而，每个人做事的效率都不一样。你想事半功倍吗？你想交付让人满意的成果吗？结束了一天的工作、学习后，你想适度放松，拥有属于自己的轻松一刻吗？那你就得跟上大脑的工作节奏。科学研究表明，我们的大脑"有脾气"，它也有自己的工作节奏，利用好这一节奏会让我们更优秀、更幸福、更有活力。

大脑工作节奏

脑科学研究表明，大脑有自己独特的工作节奏。

早晨：激情时间。此时大脑完全苏醒，需要得到他人的关爱。

推荐活动：告诉另一半你爱她（他）；给家人一个拥抱；给家人准备一顿爱心早餐。

上午：创造力时间。此时人体的压力激素水平适中，大脑注意力较高，可以做一些需要运用分析能力和高度集中注意力的事。

推荐活动：设计新方案、写策划方案、思考难题。

下午第一阶段：克服困难时间。此时大脑已经做好了承受重任的准备，但最好避免太多的任务，一次只做一件事。

推荐活动：处理电子邮件；与客户交流；共同解决难题。

下午第二阶段：合作时间。此时我们会变得比较随和、善于沟通。

推荐活动：开会、洽谈合作事宜。

晚上第一阶段：自己的时间。此时褪黑素的分泌量最少，你不会感到很累。

推荐活动：遛狗、购物、给自己做顿美味的晚餐。

晚上第二阶段：放松的时间。此时褪黑素分泌迅速，而保持大脑清醒的血清素却不断减少。

推荐活动：看电影、听音乐。

夜里：睡眠时间。此时大脑需要通过休息整理白天获取的信息。

推荐活动：伴着一本好书入眠、想一下明天的日程。

"扛不住事"的大脑：无处不在的压力让你的大脑"直喊累"

生活中，几乎每个人都感受过压力。也许，你的压力来自做不完的工作、搞砸了的一场考试；也许，任何一件与平常不一样的小事，甚至手机屏幕上出现的一条新信息提示都会给你的身体和心理带来压力。

当然，压力并不全是坏的，俗话说，没有压力就没有动力。有些压力会让你感觉不错，如果一点压力都没有的话，我们会一直处于舒适区，生活反而会变得枯燥乏味。

可是，如果压力过大或持续时间过长又会怎样？想必每个人都不会觉得这是一件好事。压力潜藏在我们的大脑里，投射在学生的试卷上、职场人的工作汇报上、辅导孩子写作业的家长的每一根紧绷的神经上。家里太整洁会让你觉得有压力，领导突然对你很热情会让你觉得有压力，甚至电子邮箱里收到的一封邮件也会让你觉得有压力。

其实，我们的大脑也"扛不住事"，抗压能力并不强。当你做自己喜欢做的事时，多巴胺会让你产生愉悦感。但是，如果有太多不断积累的压力，多巴胺分泌减少，那么你的大脑就会觉得疲惫，你也会感到无意义、无趣、压抑，甚至是焦虑。

心理学家将压力分为以下两种。

● 急性压力

当生活遭遇变故（如恋人分手、丢了工作、得了重病等）时，你的身体和心理都会打破原有的平衡，你就要承受突然的变化所带来的不适感。

● 慢性压力

当生活总是不尽如人意，或者让你觉得"总是差那么一点儿意思"（如总对自己的成绩不满意、总觉得自己碌碌无为）时，你就已经处于慢性压力之下了。慢性压力是一种对身心或精神造成的长期且持续不断的压力。

急性压力可能只是一阵子，慢性压力则更隐蔽、杀伤力更大，也更消磨人。

在快节奏的现代生活中，很多人都长期处于慢性压力下。你是不是经常觉得学习和工作效率低下？你是不是早晨起不来，即使身体醒了大脑也不愿意醒来，不敢睁眼，没有勇气开启新的一天？结束一天的学习工作后，你是不是感觉快要"累瘫"，连呼吸都觉得累？其实，这并不是因为你的体力透支，而是因为精神压力所导致的慢性压力堆积的现象，也就是我们通常所说的"心累"。

让大脑"分时段"工作，给你的生活减减压

血液通过循环可以将身体所必需的能量传送到体内的各个部位。当能量不足时，细胞无法充分发挥作用，就会造成我们不在状态、无精打采。大脑工作得好不好对我们来说尤为重要。营养和氧气不足会使脑细胞机能下降，造成记忆力和判断力下降。而内脏和其他器官的机能衰退则会造成消化及营养吸收功能减退，使身体状态不佳，甚至影响我们的生活样貌。

因此，遵循大脑一天的工作规律，让大脑高效运转、维持心态稳定就成了品质生活的"头等大事"。

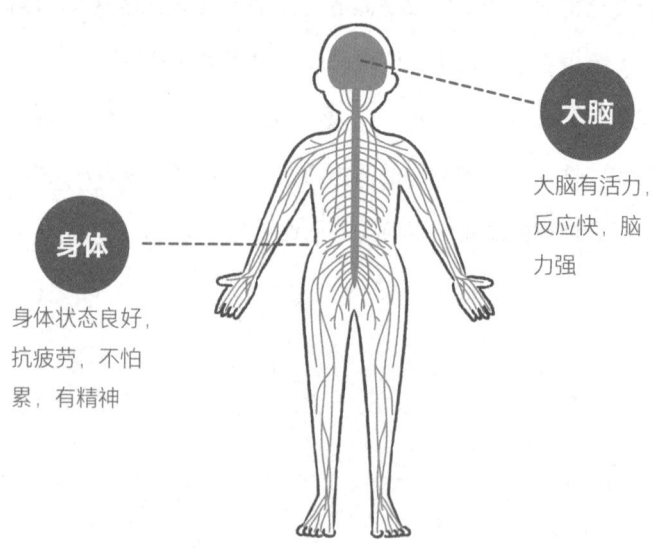

大脑

大脑有活力，反应快，脑力强

身体

身体状态良好，抗疲劳，不怕累，有精神

交感神经系统"加速"，
副交感神经系统"刹车"

如果用"车"来打比方，那么可以说交感神经系统起着"加速器"的作用，而副交感神经系统则起着"刹车"的作用。当你感到紧张时，身体会激活交感神经系统，于是会出现血管收缩、心跳加快和血压上升的现象，你的身心都会处于兴奋状态；而当你启动副交感神经系统时，则会出现血管松弛、心跳减慢和血压下降的现象，你的身心都会处于放松状态。

如果这两种神经系统能够协调运作，通过大脑的有力控制，我们的身体便能在该工作时工作，该休息时休息。要想开启元气满满的一天，最重要的是让大脑保持作息平衡、张弛有度。

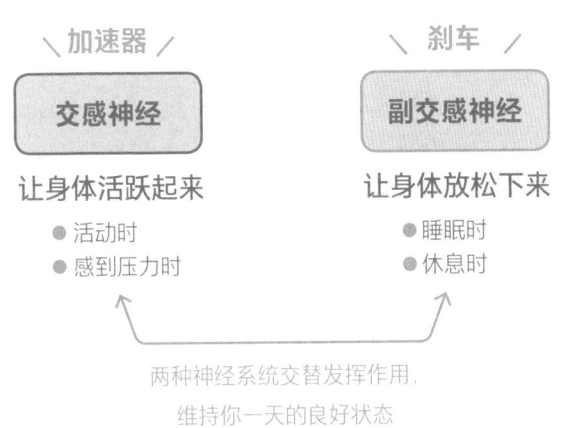

交感神经系统和副交感神经系统的作用

＼加速器／　　　　　＼刹车／

交感神经　　　　　**副交感神经**

让身体活跃起来　　　让身体放松下来

● 活动时　　　　　　● 睡眠时
● 感到压力时　　　　● 休息时

两种神经系统交替发挥作用，
维持你一天的良好状态

交感神经系统和副交感神经系统都很重要

主要在白天发挥作用

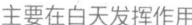

交感神经系统

主要在夜晚发挥作用

副交感神经系统

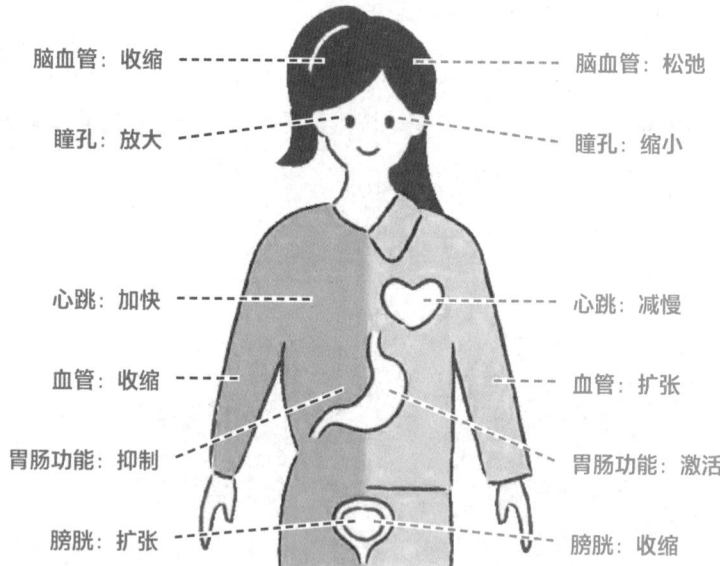

脑血管：收缩

瞳孔：放大

心跳：加快

血管：收缩

胃肠功能：抑制

膀胱：扩张

脑血管：松弛

瞳孔：缩小

心跳：减慢

血管：扩张

胃肠功能：激活

膀胱：收缩

白天，交感神经系统占据优势地位，发挥主要作用。夜晚，副交感神经系统占据优势地位，发挥主要作用。然而，不规律的生活习惯、来自学习和工作，以及人际关系的压力都会打破二者的平衡。只有保持二者的平衡，才能让身体这辆"车"运行得更加平稳、高效，让你在白天精力充沛、在夜晚安然入睡。

学会调整，做自己的元气管理师

当交感神经系统和副交感神经系统相互配合、协调运作时，身心处于平衡状态；当交感神经和副交感神经不能正常工作时，身心便失去了平衡。两种神经系统配合紊乱，会让大脑的信号错乱，引发身体出现许多不良症状。比如，你会觉得身体倦怠、特别容易感到心累；因为血液循环不畅，你会经常感到头痛、肩颈僵硬；你的内脏功能也不太好，早上起来照镜子时你都会觉得自己皮肤粗糙、变丑了。如果交感神经系统和副交感神经系统长期处于紊乱状态，还会引发重大疾病。

因此，不能轻视以上这些症状，它们有可能会发展成更严重的身体疾病或心理疾病，我们必须防患于未然，学会调整自己，做自己的元气管理师。

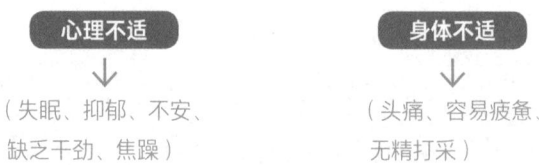

你觉得身体不适、精神压力大，
也许都是大脑"惹的祸"

心理不适	身体不适
↓	↓
（失眠、抑郁、不安、缺乏干劲、焦躁）	（头痛、容易疲惫、无精打采）

（ 大脑工作得好，你的状态就好 ）

　　你有没有发现这样一个问题？在身边的朋友、同事当中，虽然大家在年龄上可能都差不多大，可是有的人看起来更积极、更年轻，成绩也更优异；有的人则颇显老态、情绪不稳定。这样的差异跟大脑的工作状态有很大关系。如果你的生活节奏和大脑的工作节奏相配合，那么你在工作和学习中就能比别人更高效，每一天都能有良好的状态，你整个人看起来也会更有活力。

大脑工作得好会让人变得更有活力

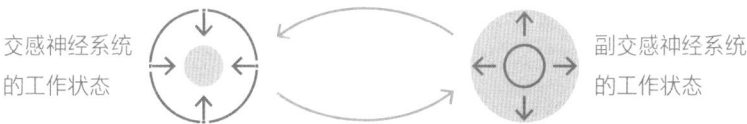

交感神经系统　　　　　　　　　　　　　副交感神经系统
的工作状态　　　　　　　　　　　　　　的工作状态

交感神经系统和副交感神经系统
协调配合

21 个晨间习惯打下一天抗压的基础

多想一醒来，晨风就能抚平忧伤

和消毒水、口罩、防护服共处的时间，并不只是一年，

也许是几年甚至更久。

要回到之前的生活，则需要更长的时间。

这就是现实。

也就是说，在生活压力越来越大、人和人之间越来越疏离的今天，我们需要更加关照自己的情绪和状态。

可是，生活总该迎着光亮。在这样的时代，我们该如何生活呢？

我们要让大脑"分时段"高效运转，分配好工作和休闲的时间，提高自身免疫力，保持心情舒畅、心态平稳。

我们要让大脑在辛苦工作了一天后及时"格式化"，清除"垃圾信息"，掌握瞬间恢复元气的技巧，从而更好地迎接全新的自己。

24 小时大脑 ①（6:00~9:00）

起床后的黄金 3 小时

活力『爆表』的晨间大脑

晨间脑科学

. . . .

早晨 6 点，唤醒你的大脑

手机闹铃声好像要穿过你的大脑，你摸索着把它关掉，又昏睡过去。5 分钟过后，你又被第二波手机闹铃声吵醒，随着外界的干扰越来越强烈，你终于醒了。

当你睁开眼睛，环视四周时，你的大脑中立刻出现的想法就是你起床之后应该做些什么。现在，你已经完全清醒了，知道自己是谁，知道今天是星期一，也知道在刚刚进行的一场"起床大作战"之后，你即将开始一周的新生活。

早上做最困难的工作

能否有效利用早上的时间决定着你能否取得成功。我们的大脑在睡了一觉后会恢复活力，所以这时候做开动脑筋的工作会让你一整天都保持最佳状态。

如果你有一项需要深度思考和集中注意力的工作，那么最好的完成时间就是这个时候。

这就是我不建议大家早上起来第一件事就查收邮件的原因。因为你把脑力最好的时间浪费在了一项简单的工作上，而你完全可以把这项工作放在大脑不处于最活跃状态的时间段完成。

你会发现你能集中注意力的时间在不断减少。随着时间的推移，你的决策能力也开始减弱，这就意味着你的大脑已经进入了决策疲劳的状态。

所以我建议大家抓住大脑最清醒的时刻，去完成那些最困难、最需要创造性的工作。同时，在做这件工作之前，要先给自己在心理上减减压——把昨天的失败和不如意都抛在脑后，轻装上阵，你才能有精力应付这刚刚开启的一天。

习惯 01　起床大作战

Point

被闹钟吵醒了，你也这样吗？

× 即使醒了也不想睁开眼睛，不想面对今天的工作

× 这一晚上睡得腰酸背痛

× 坐在床边发呆，不知自己为何生气

✓ "被窝伸展操"让你的身体从睡眠模式转换到起床模式，帮你开启元气满满的一天。

✓ 躺着就能做的"被窝伸展操"，能让你更轻松地起床，并且没有"起床气"。

✓ 唤醒你的身体，让你神清气爽、轻装上阵。

24 小时大脑① （6:00～9:00） 起床后的黄金 3 小时

1 分钟就能学会的 "被窝伸展操"

1

仰面放松

双膝并拢，呈直角弯曲。两只手
左右张开，手掌心向上。

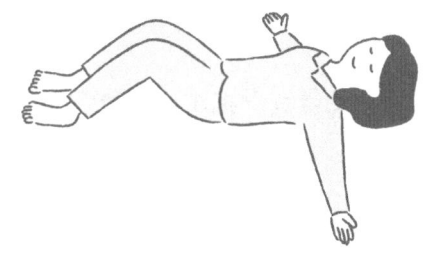

2

边呼气边做操

缓慢放下并拢的双膝，同时手掌
心翻转向下并呼气。
边吸气边回到 **1** 的姿势。
重复做一遍。

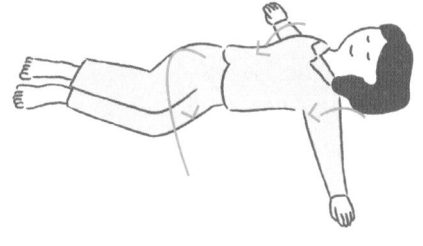

打开清醒的开关，起床不拖沓

　　你是不是也有 "起床难" 的问题？早晨明明已经被闹钟吵醒，
你却就是睁不开眼睛，无法面对新的一天的工作和学习。

　　清晨的 "被窝伸展操" 能够促进血液循环，缓慢唤醒整个身
体。它可以让你的情绪更加稳定，促进交感神经在白天正常工作，
让你度过充满能量的一整天。到了夜晚，副交感神经协调工作，让
你安然入眠。而这一切的关键就在于清晨醒来后不要着急起身，最
好在被窝里做一套伸展操。

习惯 02 清晨的阳光浴有效切换工作大脑

Point

起床后，你也这样吗?

× 哈欠连天，头脑不太清醒

× 没有胃口，不想吃早饭

× 怕见光，不想打开窗帘，还想睡个回笼觉

✓ 清晨是副交感神经让位于交感神经并使其发挥
  作用的黄金时间段。

✓ 阳光能快速给你的内心补充能量、提高大脑灵
  活度、激活大脑原动力，让你整个人看起来更
  加积极向上，从一大早就正能量"爆棚"。

✓ 清晨的阳光能够增强你的生物钟功能，让你在
  夜晚能够拥有深度睡眠。

1 秒激活大脑

一起床就打开窗帘、沐浴阳光

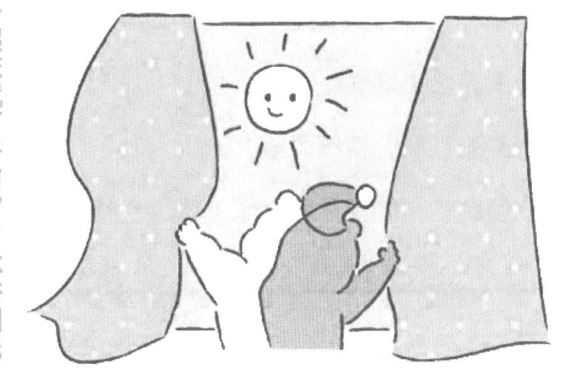

早晨沐浴阳光会加速血清素的分泌，产生幸福的能量，进而激活你的大脑活力，让你整个人"满血复活"。

早晨沐浴阳光，唤醒你的身体

早上醒来之后，我建议大家一离开被窝就打开窗帘，让阳光洒满整个房间。沐浴晨光会唤醒我们体内的生物钟，调整我们的体温、呼吸等和身体节奏有关的因素，还能够加速血清素的分泌，让你产生"一日份"的幸福能量。

如果你住在一间阳光照不到的房间里，那么我建议你走出门去或者走到阳台上，做几次深呼吸。户外的清新空气能改善大脑缺氧的症状，唤醒你的身体。

习惯 03 喝一杯水，激发大脑活力

Point

去洗漱了，你也这样吗？

× 觉得头晕目眩、情绪烦躁

× 照了照镜子，发现皮肤没有光泽、无精打采的

× 叹了一口气，心想："这一天天过得可真没劲！"

✓ 人体大约 70% 都是水，水分不足会损害你的健康。

✓ 很多人存在轻度脱水的问题，自己却不知道。

✓ 就像青菜不能缺水一样，你缺了水也会打蔫儿。

✓ 一起床就喝一杯白开水能够温柔地唤醒你的身体，激发大脑活力。

缺水影响脑力表现

当你感到焦虑时，对身体有好处的事情就是先喝一杯水。体内的水分不充足时，身体就会感受到压力，调动体内资源应对其他压力的能力也就会下降。

人体在缺水的情况下，注意力不容易集中，也会影响脑力表现。因此，多喝水也是保持头脑清醒的方法之一。英国研究学者指出，当人体缺水时就会出现头痛、头昏、焦虑、烦躁等状况。青少年会感觉自己注意力难以集中，在脑力方面的表现也会变差；成年人则更多地表现为反应能力下降。

习惯 04　感谢每一个清晨，给自己来点儿正能量

Point

想想即将开始的一天，你也这样吗？

× 黑色星期一，感觉精神要崩溃

× 一上班就要汇报上周的工作进度，真焦虑

× 最近小 A 好像总针对我，真烦躁

"又迎来一个崭新的清晨，感恩！"

✓ 每天早上重复这句话会给你的内心带来安宁，你的大脑也会感到很解压。

✓ 大清早，给自己来点儿正能量，不要总是抱怨别人或说泄气话。

✓ 对身边的人和事抱有感恩之心能让你今天的情绪更加稳定。

Thank you!

习惯
05

每天早晨测量体重，做自己的健康管理师

Point

关于自己的体重，你也这样吗？

× 从不在意自己"几斤几两"

× 心里很在意，但是没有勇气站在体重秤上

✓ 清晨的体重能反映昨天你的自我管理情况。

✓ "不测量体重就容易长胖"——这可是真理哦。

✓ 将体重保持在一定范围内对你的身体健康大有
　裨益。

✓ 通过观察体重的变化幅度，检测你的健康
　情况。

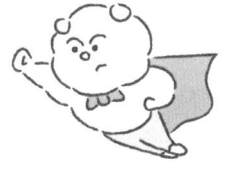

根据清晨体重的波动情况 合理安排一日三餐

（ 控制食量 ）

通过控制晚餐或三餐中某一餐的食量来调整总食量

+2千克

体重的增减幅度最好控制在 2 千克以内，如果超出了这个范围，你可以通过调整一天的饮食来进行微调

我们一旦下定决心站到体重秤上，只要每天坚持，就能很好地帮助自己控制体重。在下定决心的那一刻，我们的想法便发生了转变，生活习惯也会向着好的方向转变。如果体重增幅过大，那么我们就必须注意控制食量，或者适当增加运动量；如果体重变化不大，那么维持现状就可以了。

你的大脑"不扛饿",早餐多少也得吃一口

Point

坐在餐桌前,你也这样吗?

× 早上没有胃口,吃不下去饭

× 看一眼手机,发现时间不充裕了,没时间吃早饭

✓ 哪怕只是少量食物也行,早餐时光,请享用你觉得可口的食物吧!

✓ 关于吃早餐这件事,我建议大家不要有太多心理压力,不要总去想什么是必须吃的,或者该如何吃。

✓ 吃自己喜欢的食物并享受短暂的早餐时光才是最重要的。

✓ 享受早餐的过程会让你感觉很满足,为一天的好心情打下基础。

吃早餐的人 PK 不吃早餐的人

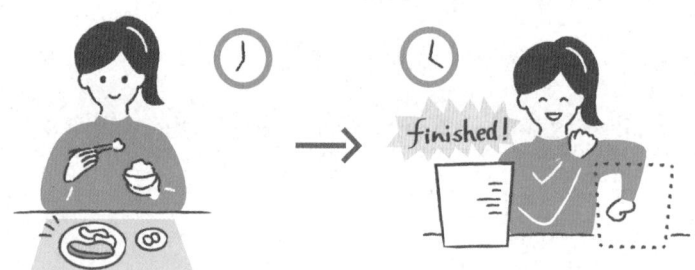

吃早餐的人

生物钟发挥作用，全身充满活力。
能够精力充沛地投入工作，也显得比较
有活力。

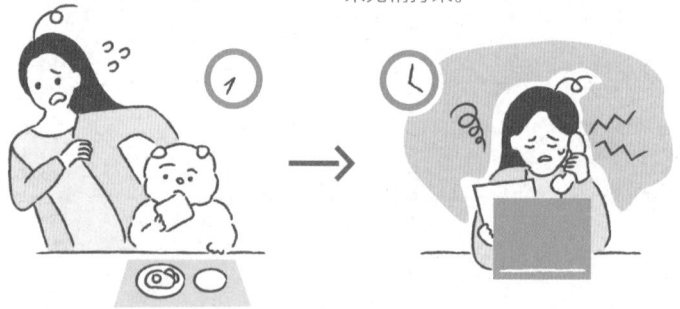

不吃早餐的人

新陈代谢减缓，更容易感到疲乏和焦躁。
不吃早餐还会引起皮肤老化，让你看起
来无精打采。

醒来就喊饿的大脑

经过一夜的睡眠，体内为大脑供应能量的葡萄糖被消耗，大脑
会暂时"关闭"。早餐就像雪中送炭一样，及时为大脑细胞提供能

源，帮助大脑接通开启一天工作所需要的电流，打开了大脑活动的"开关"。

我们的大脑需要足够多的能量，而碳水化合物是能量的主要来源。每天的早餐给你的身体提供必要的碳水化合物，帮助你的大脑正常运转。碳水化合物还可以提高大脑的警觉性和注意力。除此之外，一顿健康的早餐会提供身体所需要的氨基酸，提高血清素水平，从而帮助你调整好情绪，增加你的"快乐值"。

减肥的人也要一日三餐

Point

为了减肥，你也这样吗？

× 绝不吃晚饭

× 对主食退避三舍

× 有时候会断食一整天

✓ 保持一日三餐的节奏最为理想。

✓ 即使你不刻意减肥，体重也不会迅速增加。

✓ 规律饮食能为大脑提供充足的营养，同时你的
  身体机能也能得到提升。

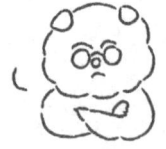

三餐的食量分配很重要

比起 "吃什么"，"何时吃" 更为关键。而且，从 "量" 上来说，我认为早餐、午餐和晚餐的理想比例是 4：3：3。

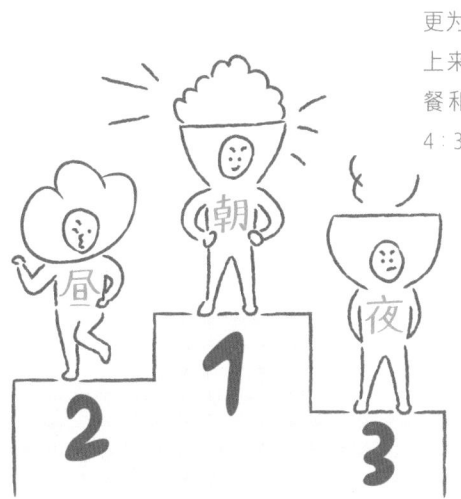

快乐享用早晨第一顿美味

我建议大家快乐享用一日三餐。摄取食物后体温会升高，咀嚼食物的动作也会刺激大脑更高效地工作。

关键在于如何吃，以及三餐量的分配比例和时间。对于早餐、午餐和晚餐而言，最理想的食量分配比例是 4：3：3；如果做不到，3：3：4 也是可以的。请尽量在晚上 9:00 前吃晚餐，如果必须推迟到 9:00 以后吃的话，我建议大家尽量少吃一些，也就是说按照 4：4：2 的比例吃是比较理想的。

习惯 08　每天喝一盒酸奶，有效减轻负担

Point

早晨起来，你也这样吗？

× 经常会觉得胃不舒服

× 皮肤失去光泽，看起来没有精神

✓ 每天喝 200 克酸奶就能让你更加健康。喝酸奶还能预防肥胖、改善皮肤问题。

✓ 最好在餐后喝酸奶。

✓ 酸奶与蔬菜、水果搭配食用，效果更佳。

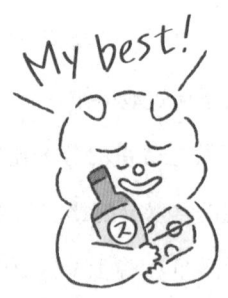

My best!

找到适合自己口味的酸奶

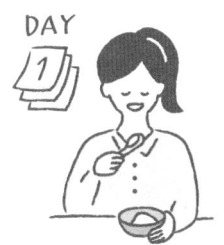
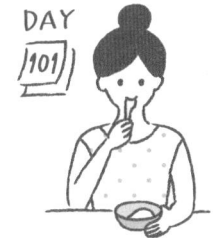
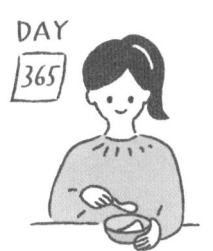

我建议大家在喝酸奶时可以搭配自己喜欢的蔬菜和水果。

比起单一食用酸奶，与蔬菜、水果等膳食纤维丰富的食物一起食用效果更佳，再加入一些干果或新鲜果汁，酸奶的口感会变得更加丰富。

发酵菌种不同，酸奶的功效也不同

我习惯周末去超市挑选酸奶。超市里有很多摆放整齐的酸奶出售。酸奶中的发酵菌大致可分为乳酸菌和双歧杆菌两类。二者最大的区别在于乳酸菌主要在小肠发挥作用，而双歧杆菌的工作场所则是大肠。

我建议大家选择一种酸奶并坚持喝 1 至 2 周，你会发现身体新陈代谢功能有所增强，身体负担减轻了，精神负担也会减轻，一整天你都会感觉很轻松。

习惯 09

生活慢节奏：起晚了也要慢慢刷牙

Point

早晨起晚了，你也这样吗?

× 手忙脚乱，忙中出错

× 大脑变得迟钝，不是忘这就是忘那

× 情绪激动，一旦被人打扰就会爆发

✓ 当你因为睡懒觉起晚了而手忙脚乱时，慢慢刷牙可以让你的情绪平复下来。

✓ 当我们陷入焦虑情绪时，只要放慢做事的节奏，就能够快速调整好心态，找到合适的节拍。

✓ 清晨不急不躁、从容行事，能给一整天带来好运气。

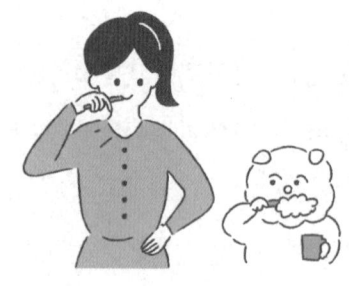

习惯 10 清晨不要驱使身体，而要转动大脑

Point

关于晨练，你也这样吗？

× 上班的路上看到有人在慢跑，非常羡慕

× 计划早起锻炼，却总起不来，非常自责

✓ 对有的人来说，清晨跑步能让他心情放松，但是有的人此时身体尚未完全苏醒，强行运动会给他的身体和心理都造成负担。

✓ 实际上，清晨是一天之中头脑较为清醒的时间。

✓ 清晨，你不应该驱使身体，而应该转动大脑。

✓ 清晨同时也是交感神经系统最敏感的时间段。如果勉强运动，除了身体容易有负担之外，心理还十分容易疲惫。

✓ 当然，对已经养成了晨练习惯的人来说，坚持下去是没有问题的。

黄金记忆时段

早上的时间确实很重要。更确切地说，起床后的 3 小时都非常重要。

脑科学家研究发现，这个时间段是一天中注意力最集中的时间段。而这一点与大脑神经递质之一的 5- 羟色胺有关。在我们早上起床后，5- 羟色胺的含量会上升。

如果我们在早上起床后能沐浴阳光，5- 羟色胺的上升速度就会加快。在这个时间段，交感神经也非常活跃。因此，起床后的 3 小时是发挥大脑功能的最理想时间段。

如果我们在早上做一些能频繁使用大脑的事情、自己喜欢的事情或正在挑战的事情，就可能达成目标。因此，我建议大家尽量早点起床，或者有计划地利用通勤时间，多动动大脑。

早晨起床后，大脑经过一夜的休息，消除了前一天的疲劳，脑神经处于活跃状态，也没有新的记忆干扰。早晨是大脑的第一个记忆高潮，在起床后的黄金 3 小时里，你可以进行一天的工作计划，也可以安排 30 分钟的背诵。即使一时记不住，大声念上几遍，记熟的可能性也会大于其他时候。

习惯 **11**

大脑需要节奏感：制定晨间习惯清单

Point

从起床后到出门前，你也这样吗？

× 常犯"选择困难症"，起床之后的节奏很乱，不知道该先做什么好

× 脑力不足，出门后总要回来一趟，拿忘带的东西

× 因此耽误了时间，眼看就要迟到了，精神紧张，心情很糟糕

✓ 每天养成一定的生活规律，可以让我们减少迷惘，保持心态稳定，提高判断力和决断力。

✓ 即使遇到有压力的工作，有好的生活习惯的人也能保持良好的心情。

✓ 有规律的生活能够帮助我们提高学习效率和工作效率。

晨间习惯清单，帮你调节身心、减轻压力

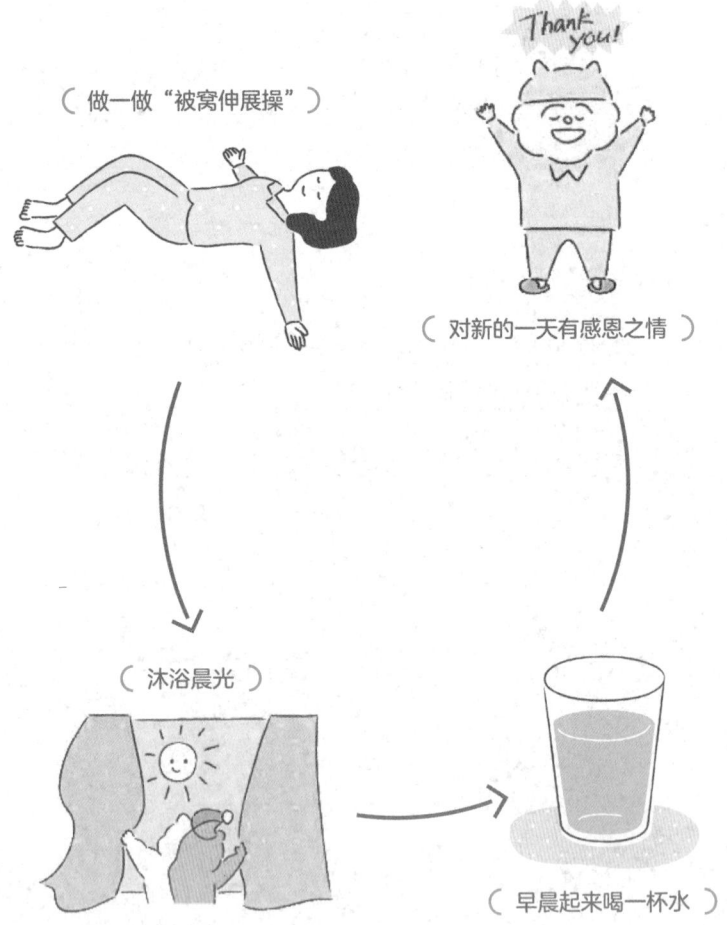

（做一做"被窝伸展操"）

Thank you!

（对新的一天有感恩之情）

（沐浴晨光）

（早晨起来喝一杯水）

如果我们每天都在固定的时间做固定的事，我们也许便不会有选择困难症，因为这样做就免去了思考"接下来做什么呢""这件事是做还是不做呢"等问题的过程。

可是我们常常会高估大脑，认为大脑天生勤奋，且有较高的执行力，但事实并非如此。其实，追求稳定和固定的节奏是大脑的本能，也可以认为"懒惰"是大脑的天性。我们的大脑天生"懒惰"，喜欢躺在舒适区，害怕面对变化。大脑偏爱固定的自动化处理模式，总会避开全新的挑战或不熟悉的事物。换句话说，即便为了适应一个小小的变化，我们的大脑也要鼓起很大的勇气，而这也会消耗我们很大一部分精力。

因此，我建议大家养成晨间好习惯，并且尽量坚持下去。这样做才能让自己更安心、情绪更稳定。如果你经常晚起，这种不规律的生活就会打乱你的生物钟和生活节奏，造成睡眠障碍或起床困难。这种混乱状态持续久了，还会进一步演变成易于疲劳、失眠、头痛、焦虑等症状。

习惯 12 大脑需要富余感：早晨留 30 分钟的机动时间

Point

起晚了，你也这样吗？

× 出门前手忙脚乱，丢三落四

× 眼看就要迟到了，一路上焦虑、担忧、情绪失控

× 早晨不美好，这一天都觉得自己很有挫败感

✓ 比平时早起半小时，这样能使副交感神经向交感神经的转换更加顺畅，对启动大脑工作也有积极影响。

✓ 时间上的富余会让你以更从容的姿态开启美好的一天。

✓ 反之，时间不够会引发焦虑和不安，也会影响你早晨的注意力，如果你把这种不良状态带到工作中，就会直接影响你当天的工作效率。

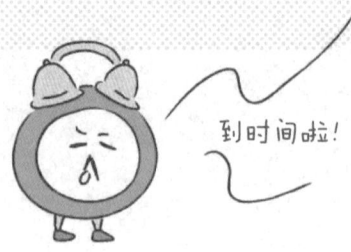

到时间啦！

习惯 **13**　大脑需要激励感：下雨天早起一点给你的生活"加点料"

Point

下雨天，你也这样吗？

× 心情不好

× 感觉压力加倍

× 反应迟钝，无心工作

✓ 下雨天，交感神经占据优势。

✓ 下雨天，即使在白天你也容易感到倦怠、缺乏干劲。

✓ 比平时早起一点，做一顿丰盛的早餐激励自己，认真地打扫房间，让身体活跃起来吧。

✓ 即使在下雨天，我们也能通过做一些特别的事情，给大脑一点激励，给生活加点料，让你觉得今天也很美好。

习惯 14 大脑需要轻松感：换一个更小的包去上班

Point

通勤地铁上，你也这样吗？

- ✗ 人挤进去了，包挤不进去，只好再等下一班地铁

- ✗ 因为包太大，占用过多公共空间，感到周围的气氛都有点"不太友好"

- ✗ 好不容易挤下车，肩膀酸痛，感觉整个人都变得不好了

- ✓ 请少背一个包或者在包里少放点东西。大脑需要轻松感，生活需要断舍离，减轻包的重量这件事本身，就能够让你在通勤时身心都能减负。

- ✓ 节省翻包的时间能让你觉得更轻松、自由。

- ✓ 你可以重新选择包的规格，重点是要让你的包更为小巧、轻便。

- ✓ 你也可以重新筛选一下包内的物品，看看有没有随身携带的必要。

習惯
15
大脑需要确定感：出门前确认桌子上、包里和口袋内的物品

Point

上班路上，你也这样吗？

× 突然想起忘带重要的资料了，今天没法开展工作了

× 是回去取，还是就这么算了？这个问题纠缠了自己两站地

× 终于下决心回去取资料，再到办公室就已经快 10 点了，半个上午都过去了，内心充满挫败感

✓ 可以把重要的物品名称或重要的事情记在一张纸条上，然后把它贴在玄关处，提醒自己早晨出门前一定要带或一定要做。

✓ 建议大家用"缩写记录法"，如"身份证、手机、钥匙、钱包"可以写作"身手钥钱（伸手要钱）"；提醒自己"关火、关门、关电"可以写作"三关"。

✓ 出门前，看看纸条，缓口气，让心情放松下来吧。

习惯 16

大脑需要优越感：早高峰多等一辆地铁，给自己留点余地

Point

遇到早高峰，你也这样吗？

× 好不容易排到门口了，我一定得挤上去

× 我凭什么让别人先上车？一瞬间，我对整个世界"充满敌意"

✓ 当你与陌生人接触，或者飞奔上拥挤的地铁车厢时，交感神经会因不安和焦躁而更加敏感，无法冷静应对眼前的烦心事。

✓ 不让交感神经过于兴奋是提高工作效率的首要条件。

✓ 如果你能留出充足的时间，就不会害怕错过某一班地铁，而这种"留有余地"的感觉会让你一天的心情更加放松。

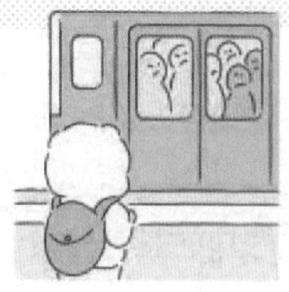

习惯
17

掌握生活自主权，从清晨的"自我确认"开始

Point

快节奏的早晨，你也这样吗？

× 很慌乱

× 来不及

× 感觉自己很被动

✓ 抓住清晨的时光，了解自己的身心状态非常
  重要。

✓ 早晨起来，你先要思考的问题应该是"我今天
  的状态如何"。

✓ 我建议你闭目养神 5 分钟，在不被任何人打扰
  的情况下试着与自己对话。

自己跟自己对话

不说出口也可以。

无法听到自己内心"声音"的人会错过调整情绪的时机。

养成好习惯，每天都要认真确认自己的状况是否良好。

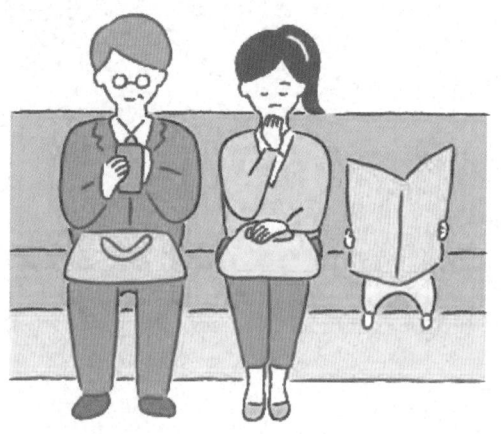

早晨要做的自我检测

每天早晨醒来，我建议大家确认以下 6 个问题。

● 醒来时和往常相比有无异样？

● 我的睡眠质量如何？

● 我的情绪如何？

● 镜子里的我看起来有没有精神？

● 我说话的声音听起来有没有活力？

● 身上有没有感觉疼痛的地方？

确认这些问题大概需要花费 5 分钟。只要花费 5 分钟确认身体状况，就能让你的一天从消极的"放任模式"转换成由自己主导的"积极模式"。

习惯 18 试着对别人再客气一点

Point

在拥挤的电梯间里，你也这样吗？

× 互不相让

× 怒目相对

✓ "您先请！" ——当你笑着说出这句话时，副交感神经就会占据主导地位。这时，你会感觉更加从容、坦然。

✓ 这句话能让你从紧张情绪和压力状态中解放出来，开启愉快的一整天。

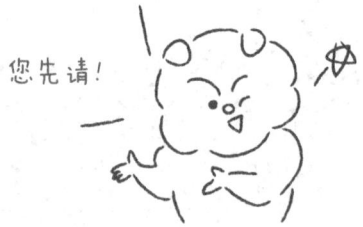

您先请！

早上不看邮件

Point

来到工位，你也这样吗？

× 打开电脑就忍不住查看邮件

× 写了一封长长的邮件，脑力消耗了一半

× 回复完所有邮件已经快 10 点了，发现自己还
没有进入工作状态

✓ 早上不看邮件能让你更加专注于自己的工作。

✓ 在固定时间集中处理邮件或其他信息，可以让
你跳脱一直忙碌的窘迫状态。

✓ 如果你在心里实在放不下这件事，就快速地浏
览邮件的主题和主要内容，尽量用最短的时间
去处理必须马上回复的邮件。

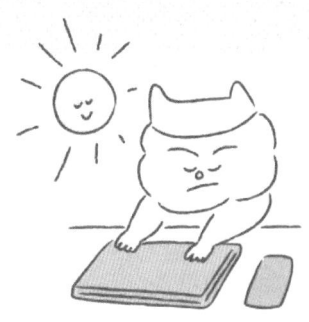

习惯 20

时间不充足时可以去便利店对付一下早餐

Point

没来得及吃早餐的上午，你也这样吗？

× 不到中午就饥肠辘辘，体力不支

× 头晕眼花，脑力不够

× 容易出错

✓ 如果你确实早晨起晚了，错过了家里的早餐，那么你可以在便利店里解决。

✓ 不吃早餐会让你一上午都萎靡不振。

✓ 在便利店可以选择香蕉、酸奶、三明治及煮鸡蛋等能够快速补给营养的食物。

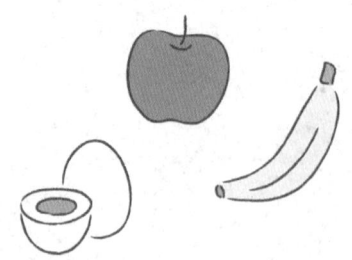

习惯 **21** 做好今日计划，确定自我节奏

Point

打开办公电脑后，你也这样吗？

× 发现有太多工作要处理，慌了神

× 正在做着一项工作，脑子里还想着另外一项工作，结果两项工作都做不好

× 由于不能集中注意力，完成度不高，精神内耗大，身心疲惫

✓ 无论这一天有多少工作要忙，我们都能通过书写让自己的呼吸平稳下来，释放压力，放松身心。

✓ 通过在笔记本上写计划，我们能够把一天的流程安排妥当，让自己心里更有底气。

✓ 我们还能够通过做今日计划掌控时间的分配。

每天早晨花几分钟的时间制订计划

按照自己的节奏做自己喜欢的事

不一定非要记录今日的工作安排或学习计划，记
下今天早晨吃过的美食、遇到的人、发生的有趣
的事也是可以的。

选一个自己喜
欢的本本吧！

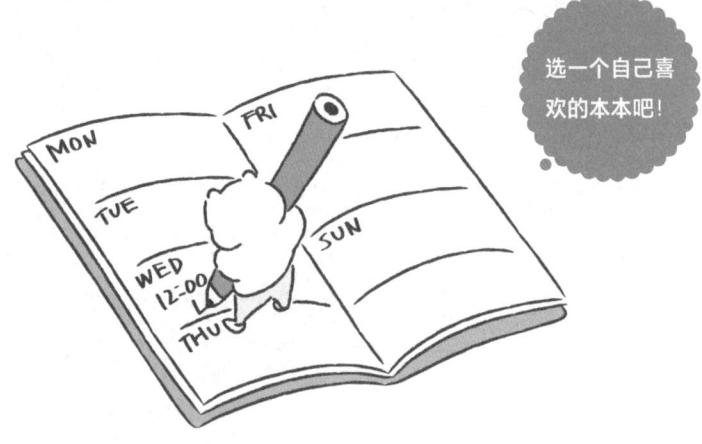

给自己买一个喜欢的漂亮的笔记本，并在上面记录
生活。你会感觉很解压，当天的心情也会很愉悦。

越是忙碌，越需要静下心来认真书写心情

近年来，我们的生活已经离不开手机，很多人已经不再用笔记
本来制订计划或记录日程安排了。然而，书写的整个过程就是直面
自己内心的过程。如果你养成了书写的习惯，即使在最忙的时候，
当笔尖触碰到纸的那一瞬间你也能找回内心片刻的安宁。

因此，我仍然喜欢用笔和纸记录生活。请匀速呼吸，放松身心，保持内心的平静。如果你能通过书写放松心情，你便能从容地回顾过去、展望未来。用手机或平板电脑制定行程安排虽然很方便，却无法达到通过亲笔书写来放松心情的效果。

29 个日间习惯有效隔离工作压力

自从疫情发生以来，

与以前相比大家有了更多的闲暇时间。

然而工作也没有因此耽误。

这不禁引起了我们对时间的反思，

之前开的有些会议是否有必要？

此外，很多人的生活方式也因为这次的疫情有所改变。

工作及工作上的人际关系也随之有了变化，

这些变化势必会造成心理或情绪上的变化，我们必须小心应对。

工作中的钻石 9 小时

集中精力的日间大脑

日间脑科学

白天，我们的大脑一直处于活动状态。大量的外界信息以视觉、听觉、触觉和味觉等形式涌入大脑，而大脑每时每刻都在对这些信息进行处理和重组。

我们在注意力不集中的时候，有限的前额皮层能量会被浪费。而这些宝贵的能量应该优先被用来处理更重要的事情，如商讨重要议题、学习新的技能或撰写工作总结等。如果我们在做这些事的时候总被电话、邮件干扰，就会导致脑力不足。

另外，我们在白天的工作和学习中，还要注意尽量避免心理压力对我们的大脑带来的影响。在情绪爆发或处于慢性压力下时，人体会释放出糖皮质激素（一种类固醇激素）。这种激素会对海马体中的神经元产生破坏作用。当我们感到有压力时，有很多种解决方法，如做健身操、做几个深蹲、听摇滚乐，等等。

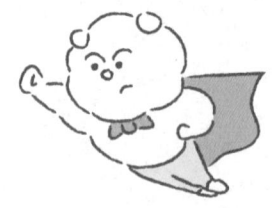

除此之外，我们还要控制不好的情绪对我们白天的工作带来冲击和影响。大脑的杏仁核掌控着不安、恐惧、沮丧等各种情感，对人的情绪体验也发挥着重要的作用。它在大脑没有察觉的情况下接收并处理了大量信息。所以，有时候我们会没来由地产生某种情绪。每当这时，我们可以试着让自己平静下来，看看能否找到比发怒和冲突更合适的解决方式。

爬爬楼梯，抓住"带薪健身"的机会

Point

进了办公楼，你也这样吗?

× 一坐一整天，懒得动

× 看电脑一整天，没有时间运动

× 还没到下午就觉得颈椎疼，头脑昏沉，干不动了

✓ 上班的时候爬楼梯可以改善血液循环。

✓ 简单的运动就能改善肩酸症状，消除腿部肿胀，提高新陈代谢的速度。

✓ 长时间伏案工作会使血流缓慢，影响大脑工作效率。

上班爬楼梯是绝佳的运动机会

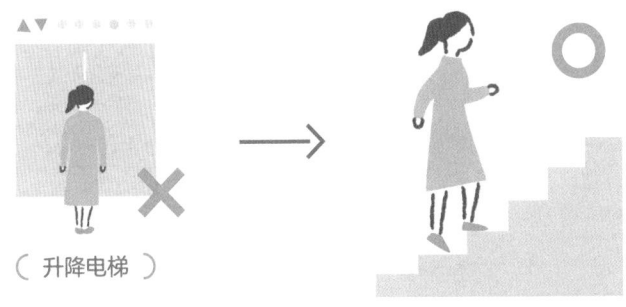

（升降电梯）

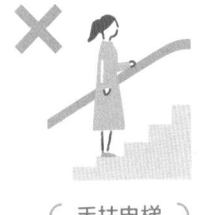

（手扶电梯）

爬楼梯是大家都可以做到的简单的运动方式

爬楼梯比在平地上行走增加了大约两倍的运动量，因此能有效地起到健身的作用。

随时随地抓住运动的机会

在一天的学习和工作中，如果你想保持良好的状态，那么适量的运动是不可缺少的。如果工作太忙没有专门的运动时间，那么上班爬楼梯是最好的运动机会。

其实，"在公交车上站一会儿""少坐一站地，走着来公司"也能达到日常锻炼的目的。通过这些生活习惯，原本每天5 000步的运动量能大约提升至7 000步的运动量。

乍一看不起眼的事情坚持做下去就会有意想不到的收获。只要改变上班坐电梯的习惯，我想大概两周，最多不超过一个月，你就能感受到自己在体态和精神上的变化。

习惯 **23** 把需要高度用脑的工作放在中午 12 点以前

Point

这一天，你也这样吗？

× 瞎忙一上午，感觉精疲力竭，大脑已经罢工

× 下午还有一个设计方案没完成，头脑一片空白，喝了一杯咖啡也没有灵感

✓ 上午是大脑最活跃的时间段。将需要深入思考或想象力的工作放到上午去做会有更好的效果。

✓ 下午，交感神经的状态开始低迷，我们适合做不用深入思考的机械性工作。

✓ 当需要完成的工作量较大时，你可以把想到要做的工作一条条地记在笔记本上并标注序号，这样做能使大脑充满活力，你的思路也会更加清晰。

配合大脑的工作节奏

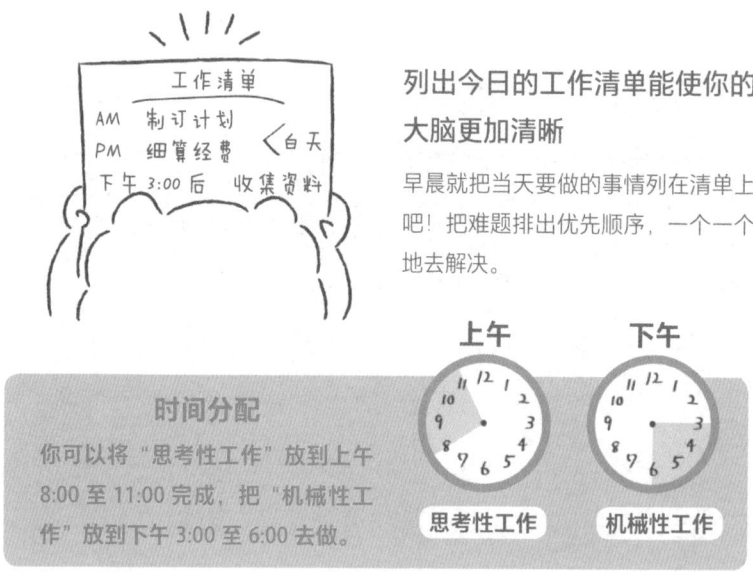

工作清单
AM 制订计划
PM 细算经费 〈白天
下午 3:00 后 收集资料

列出今日的工作清单能使你的大脑更加清晰

早晨就把当天要做的事情列在清单上吧！把难题排出优先顺序，一个一个地去解决。

时间分配

你可以将"思考性工作"放到上午 8:00 至 11:00 完成，把"机械性工作"放到下午 3:00 至 6:00 去做。

上午
思考性工作

下午
机械性工作

配合大脑的工作节奏，提高工作效率

要想更轻松愉快地度过一天，你就不能违背大脑的工作规律。你需要尽量配合交感神经和副交感神经的节奏来安排工作。

上午，交感神经处于上升状态，副交感神经也还保持着一定的能量。此时是最适合努力工作的时间段，我们能够集中注意力开展较为"烧脑"的工作。我建议大家尽量将一天中最重要的工作或需要脑力的工作放到上午去处理。相反，午餐之后两小时，大部分能量都会被用于消化食物，这时候适合做不太费脑力的相对简单的工作。

即便在摩天大楼工作也要抽空仰望天空

Point

一头扎进办公室里，你也这样吗？

✕ 眼前只有开不完的会和做不完的工作，头晕
目眩

✕ 办公室里拉着窗帘，开着灯，有时都不知是白
天还是晚上

✕ 整天对着电脑屏幕，有一种不真实的感觉，心
里很压抑

✓ 放松肩膀，挺起胸膛，仰望天空。

✓ 试试看吧，很简单的几个动作就能转换你的
心情。

✓ 仰望天空还能矫正因为总低头看手机而导致的
脖子疼和"双下巴"。

✓ 当你觉得心很累时仰望天空可以让自己放松
下来。

✓ 紧张和压抑的情绪也能得到缓解和释放。

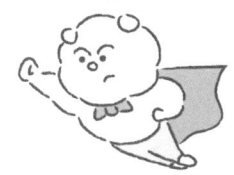

办公室课间操

背部挺直，身体向上伸展

放松肩膀
改善精神状态

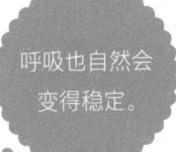

呼吸也自然会变得稳定。

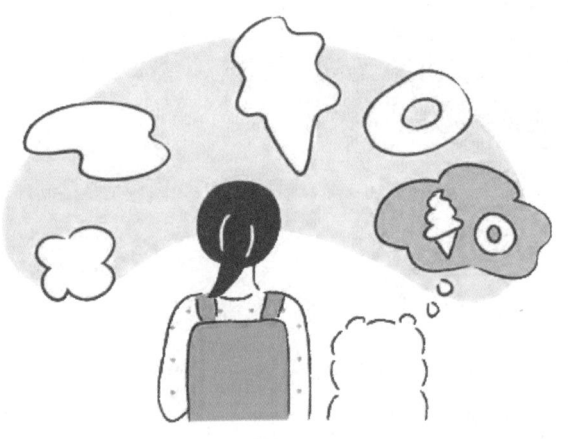

生活不是只有眼前，还有远方

　　你有多久没有抬头看过天空了？蓝天和白云可能每天都有，没有的只是你的心情。

　　经过一两个小时的工作，当我们感到十分疲倦或者压力堆积如山的时候，轻松的神情便消失了。此时的我们常常低头驼背，意志消沉。而当你压力过大、整个人处于紧张的战斗状态的时候也容易驼背，气管也会因此变得狭窄，呼吸变浅。此外，常常低头看手机也是造成呼吸变浅、情绪紧张的原因之一。

而这些都可以通过"抬头仰望天空"这一个动作得到改善。当你从沉闷的办公室里走出来或者站到茶水间的窗户旁边抬头看天时，视线上扬，身心也变得舒畅起来。"天真蓝啊！""白云真美！"当你真心发出这样的感叹时，便会从手头的工作、让人心烦的人际关系和紧张的情绪中挣脱出来，你的情绪也会变得很松弛。

习惯
25

午间大脑加油站：慢慢享用美味午餐

Point

该吃午饭了，你也这样吗?

× 上午的报告还没收尾，不想打断思路，没时间
吃午饭

× 最近在减肥，也不是特别饿，午饭就省了吧

× 昨天睡得晚，一上午都犯困，把吃午饭的时间
省出来睡一会儿

✓ 尽情享受美食可以帮助你减压。

✓ 想吃的食物强忍着不吃，勉强自己吃对身体好
而自己却不喜欢的食物，这在无形中就会变成
一种心理压力。

✓ 午餐时选择自己喜欢的食物更有助于为大脑补
充能量来应对下午的挑战。

你别想太多，尽情享受美食吧

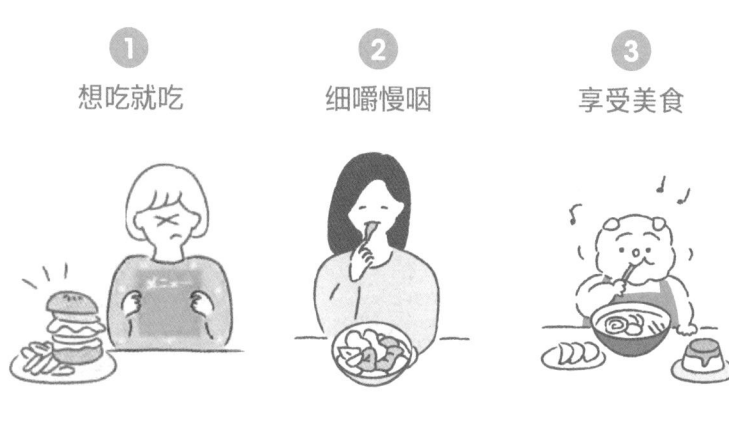

① 想吃就吃

② 细嚼慢咽

③ 享受美食

如果你中午想吃比较油腻的食物或甜品那就大胆地去吃吧，但也别忘了遵循"饭吃八分饱"的原则。

当你细嚼慢咽的时候，你的情绪会慢慢稳定下来。

放松品尝美食，一上午紧绷的神经也会慢慢松弛下来。

享受午餐可以疗愈内心

吃过早餐，我们即将开启全新的一天。上午，我们会全神贯注地工作，有的人会因为不想破坏工作的连续性而放弃午餐、直接投入下午的工作中。我的意见是，长久来看，对希望保持体型、不让身心过于疲惫的人来说，午餐是必不可少的。而且最重要的是，你要享受吃午餐这件事。一顿丰盛的午餐不仅可以为我们提供维持大脑工作所必需的能量和营养，还会帮助我们提高下午的工作效率、调整被上午的烦心事弄糟的心情。

习惯 26 餐前喝杯水，让自己的节奏稳下来

Point

快到吃午餐的时间了，你也这样吗？

× 摩拳擦掌，心情激动，准备大吃一顿

× 不敢喝水，怕一会吃不下正餐

✓ 餐前饮用一杯水能够更好地控制副交感神经的工作，避免餐后犯困。

✓ 在进食过程中，交感神经会紧张地工作，而餐后副交感神经又会迅速开工，如果能控制二者的突然转换，便不会出现餐后犯困的情况。

防止交感神经和副交感神经的 急速切换

餐前饮水可以有效避免餐后打瞌睡

除此之外，细嚼慢咽也十分重要。"慢食"能让副交感神经在用餐过程中慢慢地紧张起来，这样就可以有效防止由急速切换而导致的餐后犯困的现象。

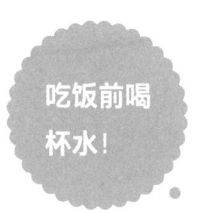

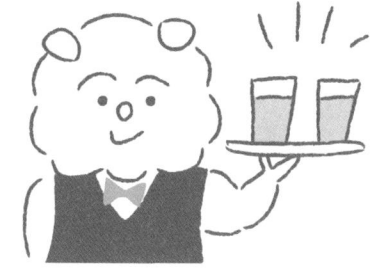

午餐之前喝杯水，让自己的节奏稳下来

我们在用餐过程中，身体处于兴奋状态，交感神经紧张地工作。而餐后我们会觉得睡意袭来，这是因为消化系统开始工作，副交感神经也迅速进入工作模式。

因此，我建议大家在餐前喝杯水，让肠胃提前开始工作，让副交感神经在餐前就工作起来，从而有效防止交感神经和副交感神经的急速切换。

工作日的下午有重要会议时，请一定要记得在午餐前喝杯水。

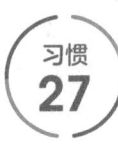

习惯 **27** 工作日的午餐只吃八分饱

Point

吃完午餐，你也这样吗？

× 吃完午餐就犯困，恨不得马上找张床睡一会儿

× 中午不睡，下午崩溃

× 下午眼皮打架，反应迟钝，工作效率低下，注意力不集中

✓ 饭吃六到八分饱可以防止交感神经与副交感神经之间的急速切换，餐后能让你立即开足马力、投入工作。

✓ 用餐太急的话，餐后你也更容易感到倦怠。

✓ 遵循"饭吃八分饱"的原则，细嚼慢咽，更容易产生饱腹感，同时又不会让你的大脑能量不足。

✓ 建议的进餐顺序：蔬菜—蛋白质—碳水化合物。

饭吃六到八分饱，下午工作状态好

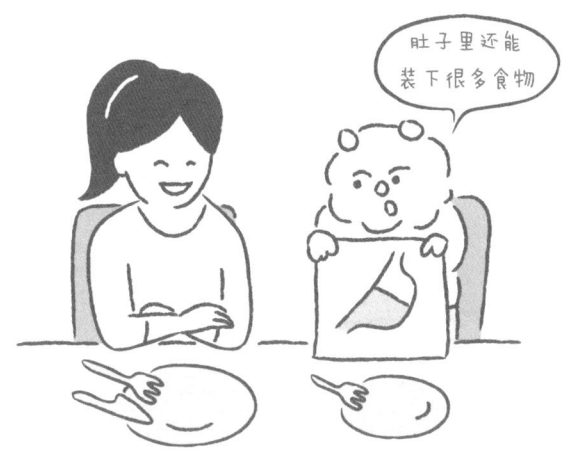

当你还不习惯控制饮食时，可以从八分饱开始挑战。
细嚼慢咽会让你更容易产生饱腹感。

午餐吃得过快、过饱都会让你在下午的工作和学习中注意力不集中

　　饱餐一顿会让你的血液大量流向胃肠帮助消化吸收，从而导致大脑供血不足，难以集中注意力。因此，控制午餐食量对下午的工作而言十分重要。

　　在很大程度上，吃饭的质量不是由食物量决定的，而是取决于肠道吸收营养的情况。细嚼慢咽能使肠道更好地吸收营养，即使只吃六分饱，也能为下午的工作提供必需的营养和能量。不用担心吃得太少，为了让大脑下午更清醒、全力投入工作，切忌午餐吃得过快、过饱。

习惯 28　集中注意力吃饭

Point

吃午饭时，你也这样吗?

× 吃着饭，想着上午工作上的烦心事

× 吃着饭，想着下午棘手的几件事

× 吃着饭，还得顾着和同事"尬聊"社交

✓ 专心吃饭能有效调节你的情绪，让你的大脑有充足的时间体会幸福感。

✓ 专注于当下的事情，能让你自信满满，此刻你没有时间纠结于过去，也不会对未来感到不安。

✓ 你会发现你的身体变得更加轻快，情绪持续稳定，大脑更加灵活。

全神贯注地享受美食

专注于工作而顾不上吃饭、从早忙到晚的人请注意：为了下午的工作状态，必须每天用心地吃午餐。

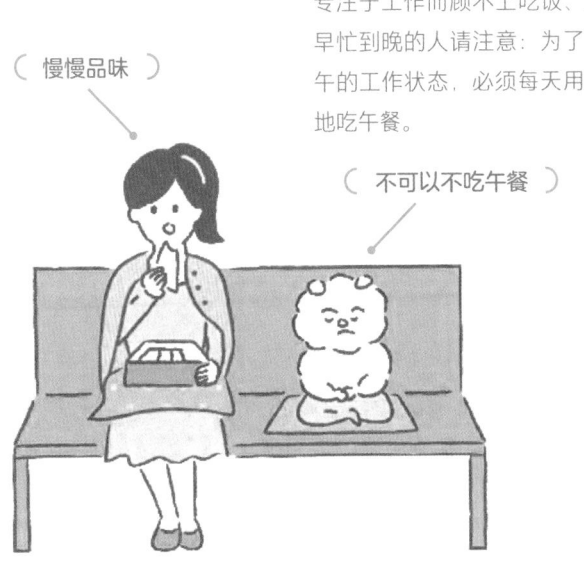

(慢慢品味)

(不可以不吃午餐)

工作的事情暂且放一放，把注意力集中在吃饭上吧

你也一边吃午餐一边惦记着工作吗？"我早上忘记做那个了。""下午我还有好多工作要做呢！"如果你在吃饭的时候还想着其他事情，就会影响胃液的分泌和肠道蠕动，吃进去的食物就不能被很好地消化，也无法转换成我们身体所需的能量。

集中注意力用餐能让你的情绪更加稳定。难得一两小时的午休时间，把烦心事暂时放在一边，用心去品尝喜欢的食物吧！当你专注于用餐时，杂念就会自然消散，精神也会放松下来。

习惯 **29**

满足"第二大脑"的需要，有时美味更重要

Point

关于吃饭，你也这样吗？

× 减肥中，这也不能吃，那也不能吃

× 活得比谁都仔细，这也不敢吃，那也不敢吃

× 没有爱情好辜负，就只好辜负美食

✓ 禁欲式的饮食方式不利于肠道健康。

✓ 肠道被称为人体的"第二大脑"。忍住不吃想吃的食物会破坏肠道环境。

✓ 暴饮暴食肯定不可取，但是在第一时间吃到身体想要的、自己特别想吃的食物，会让你的血液流动得更加顺畅，从而提高新陈代谢的速度，也会帮助你快速减压、保持身心愉悦的状态。

不要对自己过于严苛

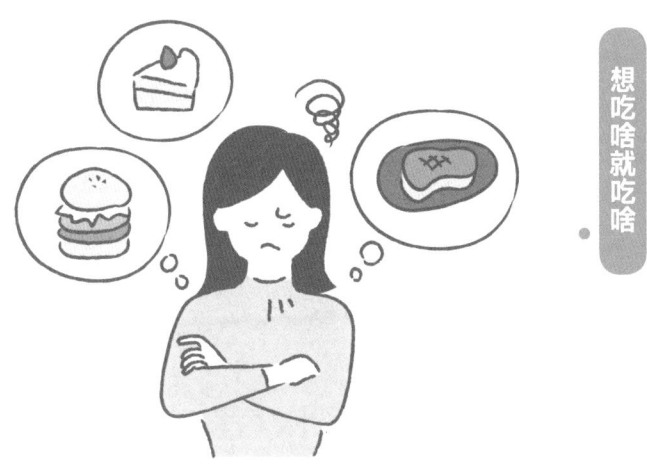

想吃啥就吃啥

这也不能吃，那也不能吃，禁欲式的进餐方式会让你觉得生活无趣。

禁欲式的进餐方式会给你造成精神压力

"虽然想吃，可是我得减肥，必须忍住。""大家都说吃这个对身体好，我虽然不喜欢吃但也必须吃啊！"这些想法都会给你带来精神压力，造成身体上的不适。对于吃饭这件事，最重要的一点就是吃到自己喜欢的食物并且乐在其中。对于那些被认为有益健康的食物，如果你并不喜欢却强迫自己吃，那么进食就成了一种压力。这种压力会破坏肠道环境。

肠道是人体的"第二大脑"，肠道健康还总是与你的心情密切相关。当肠道环境遭到破坏时，稍有紧张便会引发腹痛，工作或人际关系有压力时还会引起便秘或腹泻。

习惯 **30**　半小时午休让你满血回归

Point

关于午睡，你也这样吗？

× 中午不睡，下午崩溃

× 中午睡得足，下午犯迷糊

✓ 抓紧时间打个盹儿，可以先饮用一杯热气腾腾的加入牛奶的红茶。

✓ 打盹儿时间以半小时以内为宜，这样能够避免下午犯困，帮助你消除疲劳，使大脑更加清醒。

✓ 打个盹儿对提升工作状态十分有效。

✓ 习惯喝咖啡的人喝杯拿铁也是可以的。

通过打盹儿提高工作效率

（ 热奶茶 ）

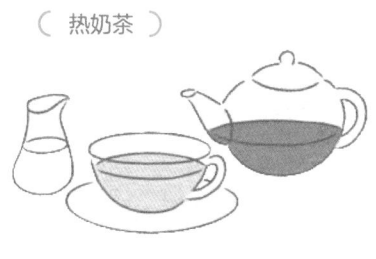

奶茶能让大脑更加清醒

当你犯困时，即使坚持工作，效率也一定不高。因此，当你白天感到疲惫和困意时，就果断停下手头的工作，找机会小睡一会儿吧。

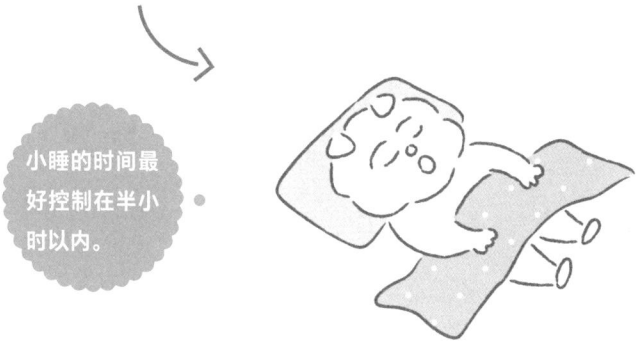

小睡的时间最好控制在半小时以内。

感到倦怠时喝杯奶茶再打盹儿

　　"懒人才会午睡"，这种说法已经过时了。现代社会，有越来越多的企业为了提升员工的工作效率，特意安排了午休时间。有的学校也给学生能够午睡创造了条件。然而，午睡时间过长反而会打乱身体节奏，因此理想的午睡时间是在半小时以内，而午睡前喝杯奶茶或加奶的咖啡能让自己睡得更加踏实。牛奶有助安眠，而红茶和咖啡里含有能振奋精神的咖啡因。因此，先试试午睡前喝杯奶茶吧，这样能够帮助你快速入眠并在醒来时神采奕奕。

习惯 **31** 注意力无法集中时就做几个深蹲

Point

持续工作一段时间后，你也这样吗？

× 注意力下降，感觉自己干不动了

× 脑力下降，感觉脑子转不动了

× 腰酸背痛，想站起来活动活动

✓ 利用伏案工作的间隙做十个深蹲就能调整你的
  状态。

✓ 深蹲能促进血液循环，提高大脑的工作效率。

✓ 深蹲还能增强因年龄增长而减弱的肌肉力量。

✓ 不要勉强，根据自己的身体情况每天坚持就可
  以了。

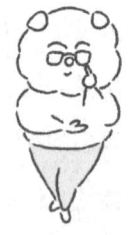

深蹲的姿势很重要

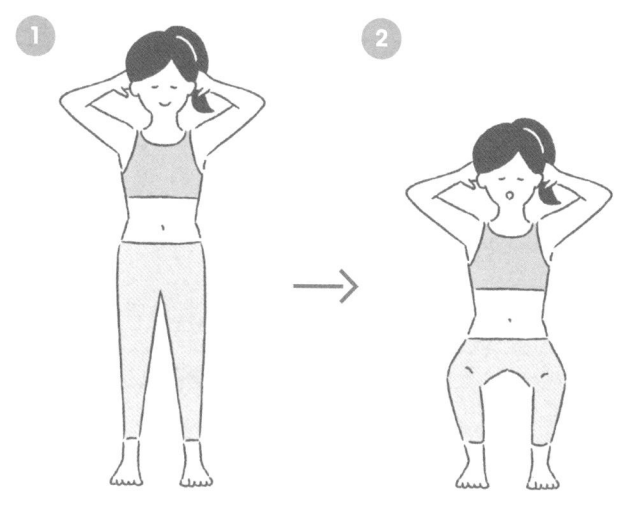

一边吐气一边缓缓屈膝下蹲（整个过程需要 4 秒）。

一边吸气一边缓缓站起，直到身体完全站直（整个过程需要 4 秒）。

深蹲能改善血液循环，提高工作效率

深蹲有利于快速调整状态，而且不需要任何器材，非常方便、有效。但因为动作看似简单，只需要上下移动身体，因此很多人都不太注意姿势是否正确。

深蹲的姿势不正确，不仅不能达到理想的健身效果，反而会损伤身体。因此，我们必须掌握正确的深蹲姿势。重要的是，要一边呼吸一边缓缓屈膝下蹲，同时要注意不能过度屈膝，以免损伤膝盖。在深蹲时，要注意膝盖不能超出脚尖，双脚要保持与肩同宽。

习惯 32 调整呼吸让你超常发挥

Point

重要场合，你也这样吗?

× 紧张，说话不清楚

× 紧张，影响发挥

× 紧张，把事情搞砸，之后好几天都充满挫败感

✓ 我们在做重要的工作汇报或与心仪对象约会前通常会感到十分紧张，这时我推荐大家使用"1 : 2 呼吸法"。

✓ 通过调整呼吸，能够让你更好地发挥想象力，提高判断力和思考力。

✓ 呼吸稳定，你的情绪也会比较平稳，这样有助于我们做出正确判断或做一些精细的工作，超水平发挥自己的实力。

通过用"1：2呼吸法"将注意力集中在当下

用鼻子呼吸

花3秒的时间用鼻子吸气。

用嘴慢慢吐气

用6秒的时间慢慢从嘴里吐气。
两个动作重复5至7次。

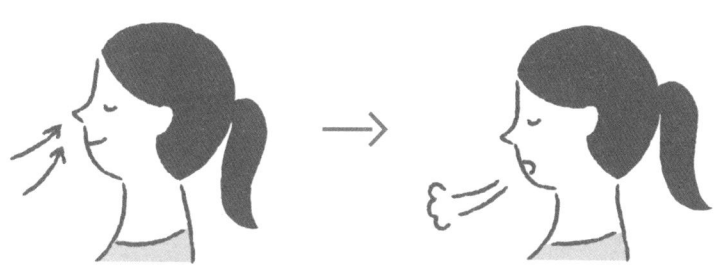

平复紧张的情绪是为了更好地发挥能力

在紧张的情形下，交感神经因受到刺激使呼吸变浅，血液流动缓慢，我们的思考力和判断力就会降低。其结果自然是无法发挥出最高水准，有可能错过大好时机。这时，最重要的是，要将注意力集中在当下。而要想快速集中注意力，"3秒吸气，6秒吐气"的"1：2呼吸法"是行之有效的一种方法。

吐气时要注意尽量缓慢、绵长。这时，颈部的传感器会产生反应，能有效刺激副交感神经的工作。因此，我建议大家在平时的工作和学习中使用这种呼吸方法。它能让你不管遇到何种紧张场面都能保持平静，超水平发挥，表现出自己最好的一面。

习惯
33　紧张时请张开手掌

Point

紧张时，你也这样吗？

× 身体僵硬，手脚不知该往哪放

× 反应迟钝，或者反应过激

✓ 心情紧张时身体也会变得僵硬，因此我们需要
有意识地放松身心。

✓ 有意识地放松身心能够帮助你消除杂念、缓解
紧张情绪、减少压力、平复心情。

✓ 放松手掌能促进血液循环，帮你恢复平常心。

✓ 放松大拇指也能起到放松身心的作用。

紧张状态下需要做的事

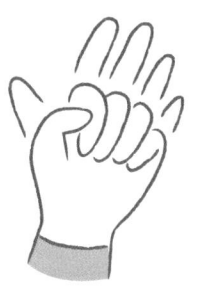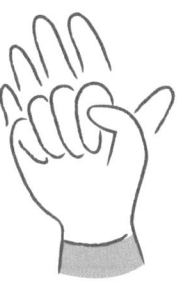

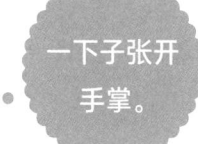

一下子张开手掌。

要尽力张开手掌，手指向手背方向弯曲。这样会改善手指尖的毛细血管的血流状况，副交感神经的工作效率也能得到提升。

你有没有意识到，当你感到焦虑和紧张时，双手会无意识地握紧？

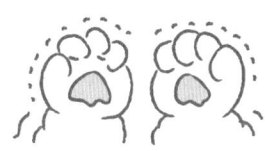

张开手掌，平复心情

当人们感到紧张时，会无意识地握紧某件东西。比如，初学高尔夫的人常常因大拇指过于用力而出现击球失误的情况。又比如，持有驾照却不经常开车上路的人一坐上驾驶座就会十分紧张，双手紧紧地握着方向盘。当你手指用力紧握时，末端毛细血管的血流速度变缓，进而造成血流不畅、氧和营养无法送达。

因此，当你感到紧张时，请张开手掌。人们常说紧张时应当放松肩膀，而从医学角度而言，张开手掌是更为有效的方法。

习惯 34 喝一杯热咖啡能促使大脑分泌"幸福物质"

Point

看了一会书，你也这样吗？

× 眼睛疼，想闭一会儿眼

× 脑子不够用，只认字，不知道写的是什么意思

× 大清早就学不下去了，想睡一会儿

✓ 热咖啡能有效增加体内"幸福物质"的分泌量。

✓ 上午喝一杯热咖啡，能使你的大脑更加清醒，工作起来更加有精神。

✓ 心情低落时，喝杯咖啡能让你兴奋起来。

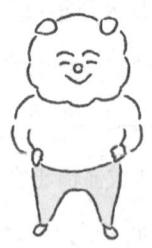

请喝一杯热咖啡

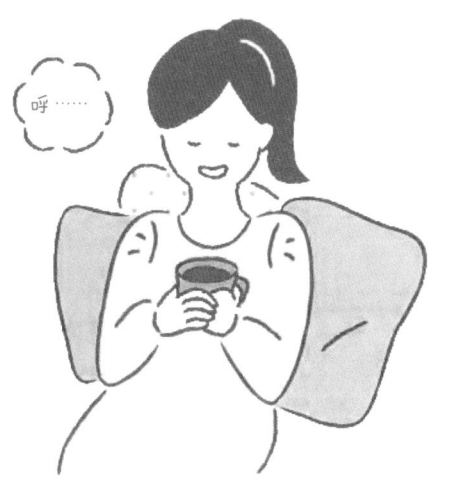

呼……

喝杯热咖啡暖暖身子，真舒服！

越是忙碌，越是需要喝一杯热咖啡。

喝杯热咖啡，治愈了

有时，治愈身心疲惫只需要一杯热咖啡。咖啡里含有的咖啡因能提高交感神经的活力，驱赶睡意，让大脑更加清醒。此外，它还有促进末梢血管的扩张、促进血液循环的作用。

值得注意的是，它能帮助你的身体分泌更多的"幸福物质"，这一点已经被科学实验证明。研究表明，爱喝咖啡的人不容易患上抑郁症。但是我们也要注意不要喝过量，因为这样会影响你晚上的睡眠，从而导致你第二天感到很疲惫。

习惯 35 累的时候，嚼一粒口香糖

Point

累的时候，你也这样吗？

✗ 学习效率不高

✗ 记忆力降低

✗ 苦苦坚持着，心里很烦躁

✓ 嚼口香糖能激活大脑，让你集中注意力。

✓ 当你感到紧张、焦躁时，嚼一粒口香糖能帮助你平复心情、保持平常心。

✓ 嚼口香糖能促进大脑活力，帮助你放松心情。

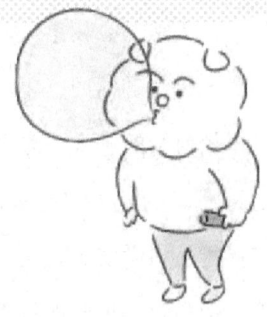

焦虑的时候，吃块巧克力

Point

趴桌子上工作好一会儿了，你也这样吗？

× 觉得很累

× 思路不清晰，没有灵感，缺乏创造力

✓ 当你因长时间伏案工作而感到疲倦和焦虑时，吃块巧克力能让你的大脑更加清醒。

✓ 巧克力的主要原料可可豆对促进血液循环、保障脑部供血有很大帮助。

✓ 巧克力中含有的可可碱能使副交感神经更有活力。

✓ 巧克力对缓解焦虑、恢复大脑活力也很有效。

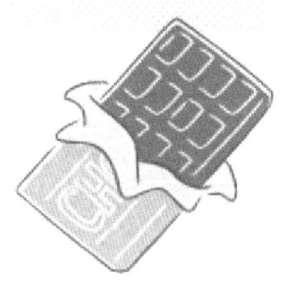

习惯 **37** 放慢语速让你情绪稳定

Point

汇报工作时，你也这样吗?

× 语速很快，思路很乱，有时不知所云

× 没思考就说出口，不合时宜

× 想说的话太多，语无伦次

✓ 当你语速放慢时，心情也会跟着放松，你也能更好地控制情绪。

✓ 即使你感到愤怒，也要尽量控制语速，因为慢慢说话能平复你的心情。

✓ 无论是跟朋友说话还是跟家人说话，无论是在会议上发言还是在台上演讲，你都不要让自己的语速过快。这样能让你的工作更加顺利，人际关系也更加融洽。

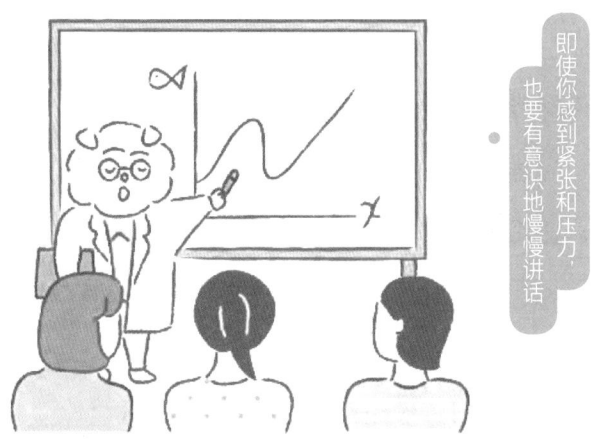

记得放慢语速说话哦

即使你感到紧张和压力，也要有意识地慢慢讲话

放慢语速的作用远远超乎你的想象。无论是不安的情绪还是愤怒、压力，都能通过缓缓的说话方式得到缓解。

避免焦虑和紧张的简单方法

在成功人士中，你几乎找不到语速快的人，他们几乎都是语速缓缓、说话掷地有声的人。那是因为他们都明白一个道理：过快的语速会使周围的人产生焦虑情绪，而焦虑会引发错误。在很多重要的事情上，是绝不允许出现疏忽和失误的。因此，无论你多么愤怒，多么想抱怨和唠叨，你都必须慢慢说话。这样不仅对自己有益，也能使在场所有人的情绪稳定，让大家能够更加沉着地应战。

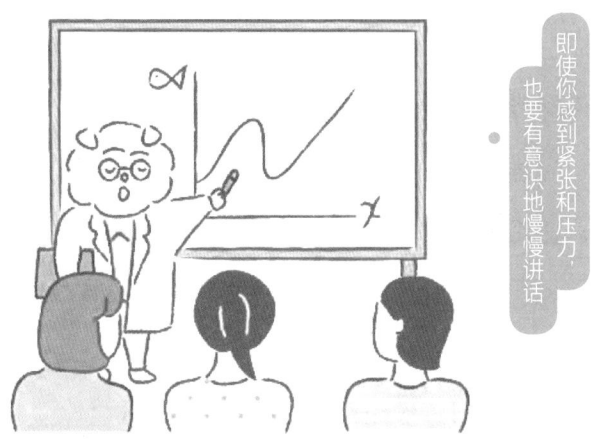

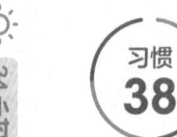

24 小时大脑②（9:00-18:00）工作中的钻石 9 小时

习惯 38 把"总会有办法的"这句话当成口头禅

Point

遇到难题了，你也这样吗?

× 畏难情绪重，推进不下去

× 充满挫败感，唉声叹气

✓ 把"总会有办法的"作为口头禅常挂在嘴边，能缓解压力和紧张情绪。

✓ 喜欢独自默默拼搏的人只需要在心里对自己说这句话就好。

✓ 即使任务再重，也要营造轻松的氛围。时刻告诉自己"总会有办法的"，能让你更加自信地面对人生。

"总会有办法的"这一句口头禅
能让你的心情更加轻松

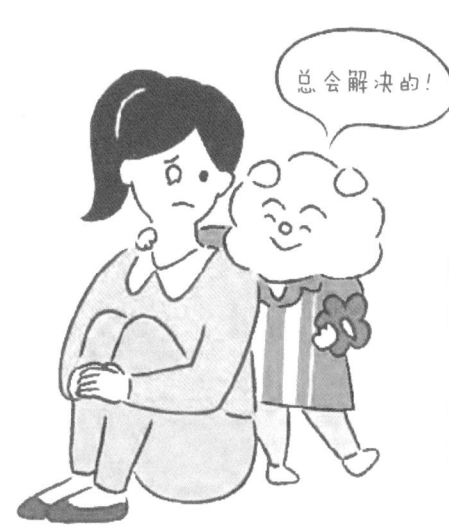

总会解决的！

能够改变人生的有魔力的话

"总会有办法的！""放松、放松！""就这样吧，没关系。"这些话都能让你的情绪更加稳定，帮助你储存正能量。

怨恨和嫉妒的语言会阻碍你的成长

我们的内心常被一些悔恨或嫉妒的情绪所困扰，"不应该是这样的。""为什么幸运的总是他？"当我们说出这样的话时，之前还像云雾般不可捉摸的不满情绪，立即就化为了具体的语言或场景在我们的心里留下烙印。抱怨也许会让你感到一时的爽快，但也会成为一种负能量，阻碍着你的发展。

当你遇到意料之外的状况或遭遇不幸时，请不要抱怨，你应该振作精神、乐观看待："没关系，总会有办法的！"积极的思考方式能帮你顺利渡过难关。

习惯 **39** 与自我对话，管控情绪

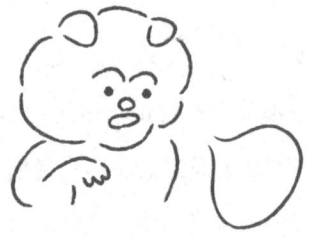

Point

遇到烦心事时，你也这样吗？

× 内心焦躁，唉声叹气

× 情绪失控，迁怒于别人

✓ 自言自语能够释放压力，帮助你控制情绪。

✓ 你可以想象与另一个自己对话。

✓ 通过与自己交流，能让你更加积极地面对生活，更加珍惜当下的每一刻。

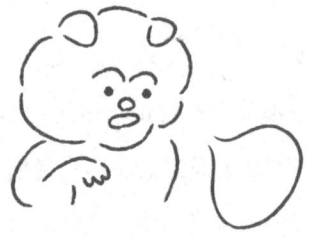

24 小时大脑②（9:00~18:00）工作中的钻石 9 小时

自己跟自己对话吧

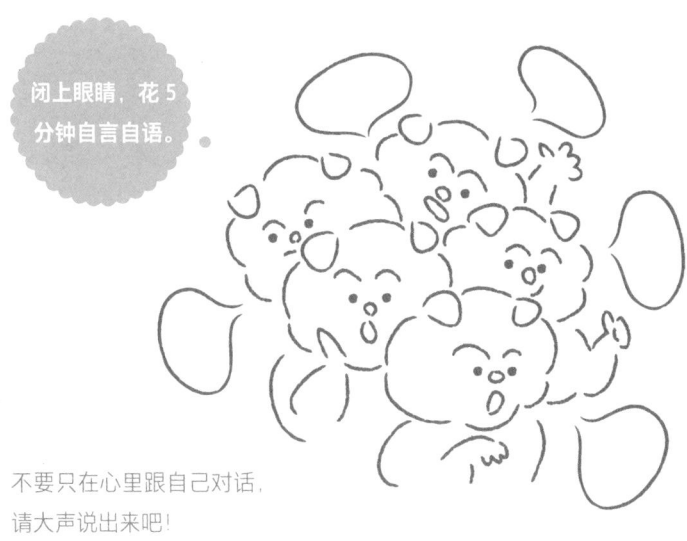

闭上眼睛，花 5 分钟自言自语。

不要只在心里跟自己对话，请大声说出来吧！

只陈述事实，你就没有心理压力

同样一句话可能会带给听话人和说话人不同的感受。当你开口说话的瞬间，对方从你的话语里读取到某种信息，同时你自己也会受到自己话语的影响。假如在拥挤的公交车上，你被人踩了一脚，你说"你怎么回事？！"和说"真痛啊！"带给别人的感受和给自己的心理暗示是不同的。

前者是一种愤怒的表达，充满焦虑感；后者只是陈诉了你脚痛的事实，像是在自言自语。而这样的自言自语能给自己好的心理暗示，帮助你释放压力、舒缓情绪。

习惯 40 常挂在嘴边的一声"谢谢"

Point

生活中，你也这样吗？

× 习惯了别人的善意，觉得理所当然

× 很难被什么事情感动

✓ 有意识地说出"谢谢""不好意思"能够调整你的心态。

✓ 说出以这些词汇开头的话语会显得你更加沉稳。

✓ 这样说能让听话人更容易接受，使人际关系更加融洽。

真心地说一声"谢谢"吧

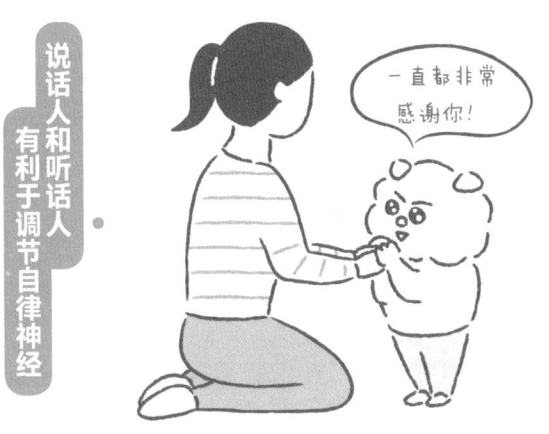

说话人和听话人有利于调节自律神经

一直都非常感谢你！

这样的话无论是对说话人还是听话人来说都是有益的，
能够使心绪更稳定。
对给予自己支持和帮助的人表达感激之情是十分必要的。

微笑着说一声"谢谢"能让听者的情绪更加稳定

当你拜托店员或快递员做事时，你会说"谢谢"吗？还是自以为身为客户就应该一言不发、理所当然地接受服务呢？不仅要对朋友表示感谢，对身边的每个人都抱有感激之情也是很重要的，这能让你和身边的人相处得更加融洽。

当你说出"谢谢"这句话时，你和对方都会得到治愈。职场上的压力和生活中的差强人意让我们变得更加理性甚至有些冷漠，对周围的人和事我们常常不由自主地表现出愤怒和嫉妒，而失去了感谢和谦让的能力。有时想一想，这也是一件很可悲的事情。

习惯 **41** 用手机拍照，用心记录生活

Point

朋友圈里，你也这样吗？

× 不发朋友圈，也不关注别人的生活

× 朋友圈里只发和工作相关的照片

× 甚至平时都没心情记录自己的生活

✓ 把美好的事物拍成照片保留下来，能保存生活的新鲜感。

✓ 拍照本身就是一种放松的方式。

✓ 把生活日常拍成精美的照片，能够洗涤你的心灵。

习惯
42

哪怕是挤出的笑容也会让你的情绪好
一点

Point

生活并不轻松，你也这样吗?

× 心里有事，没有心情笑

× 节奏紧张，没有时间笑

× 生活很累，没有力气笑

✓ 微笑能促进让你爆发幸福感的血清素的分泌。

✓ 微笑能缓解压力。

✓ 微笑能帮助降低血糖值和血压值，提高免
疫力。

✓ 微笑能帮你构建更融洽的人际关系。

日间大脑习惯

养成爱笑的习惯吧

沮丧的时候请你试着扬起嘴角，这会使你的副交感神经运转起来，舒缓你的心情。

早晨出门前请对着镜子笑一笑吧

也许刚开始你还无法真正笑出来，但只要嘴角上扬就有作用。
放松肩膀，以轻松的心态尝试着让自己多笑一笑吧!

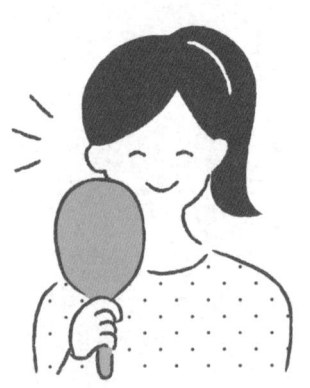
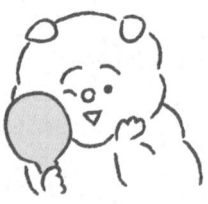

你笑起来真好看

  当我们感到痛苦或悲伤的时候，脸上就会失去笑容。如果一直沉浸其中无法释怀，身心都会受到伤害。此时，你最需要的就是笑容。微笑能使乱糟糟的心绪得到平复，为我们找回原本的自己。即便不是由心底生出的笑容，也多少能起作用。

  当我们嘴角上扬时，脸部紧张的肌肉便会松弛下来，从而改善血液流通。微笑不仅有放松身心的魔力，最近的研究表明它还能维持交感神经和副交感神经的平衡，提高免疫力。因此，为了维护身心健康，请有意识地展露你的笑容吧!

习惯 **43** 生气伤脑，别一直生气

Point

生气了，你也这样吗？

× 气得说不出话来，事后感觉自己记忆力下降

× 发了一顿火，感觉得不偿失，很伤身体

✓ 你可以生气，但别一直生气。

✓ 爱生气的人，大脑老得快。

✓ 我们自己要想办法释放情绪，而不要养成一遇
　事就生气的习惯。

日间大脑习惯

生气会坏了你的心态

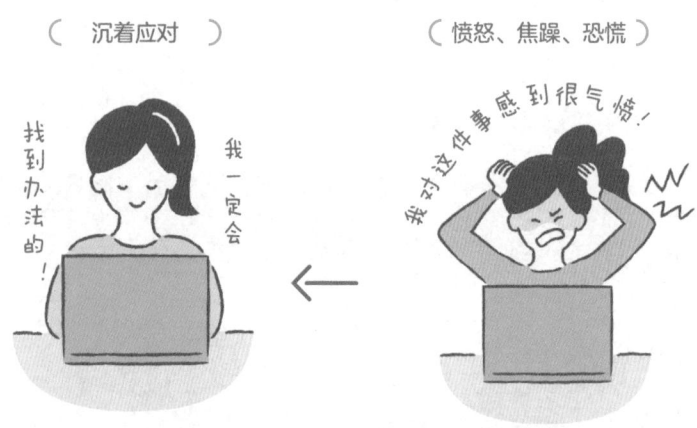

（ 沉着应对 ）　　　　　（ 愤怒、焦躁、恐慌 ）

怒气会传染给周围人。倘若自己慢慢平静下来，有意识地
去寻找生气的原因，怒气自然也就消散了。

愤怒会让人变笨

微笑会刺激副交感神经，让身心保持平衡状态。因此，时常微笑是一个有益身心健康的好习惯。而生气会使交感神经过于敏感，破坏身心平衡。

你知道自己在生气的时候，体内会发生什么变化吗？生气会引起血管收缩，血液会变得黏稠、浑浊，进而引发末梢血管血流不畅、大脑供血不足。

不仅如此，生气还会降低身体的激素调节能力，严重的时候甚至可能损害大脑。

Point

面对别人的求助,你也这样吗?

× 不好意思拒绝

× 费力帮忙后,心里又觉得很生气

✓ 如果内心感到厌恶,交感神经就会过于敏感而引发血管收缩,心跳和血压也会随之上升。

✓ "如果不喜欢就拒绝吧!"这样想反而使事情变得更加简单。

✓ 要做到让大家都喜欢是不可能的。如果你感到有人对你怀有敌意,不要犹豫,赶紧离开就好。

不要让厌恶的情绪蔓延下去

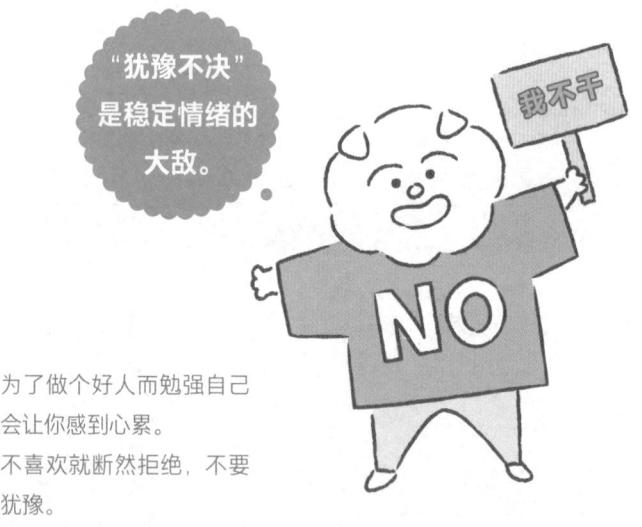

"犹豫不决"是稳定情绪的大敌。

为了做个好人而勉强自己
会让你感到心累。
不喜欢就断然拒绝，不要
犹豫。

不勉强自己，减少烦恼和压力

我们生活中最大的烦恼和压力大多来自人际关系。例如，当你对是否参加团建活动而犹豫不决时，交感神经就会过度紧张。如果你犹豫了好几天，还会影响到脑部的血液循环。这样的消极情绪会造成情绪不稳定，给身心带来负面影响。

因此，当你迟疑时，跟随内心的选择就好了，不要勉强自己。实际上，只是你自己十分在意罢了，被拒绝的人可能并不会特别介意。很多人为了维护好的"人设"在人际交往中勉强自己做这做那，我的建议是，累不累？其实，你大可不必。

坚持"三不"(不听、不看、不说)原则

Point

在茶水间,你也这样吗?

× 背后说人坏话

× 向别人抱怨,负面情绪"爆棚",感觉自己很沮丧

× 听着别人无休止的抱怨,感觉自己像个"情绪垃圾箱桶"

✓ 生活中做到"三不"能够保持内心的平静。

✓ 不需要看的不看,不去操心别人的言行。

✓ 不主动去听别人的闲话或负面的信息。

✓ 自己也尽量不发表负面的言论,要找回平常心。

> **不说别人坏话、不批评、不抱怨**

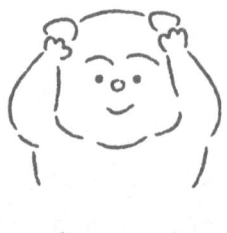

（ 不听 ）

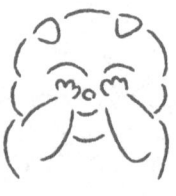

（ 不看 ）

不说别人的坏话！

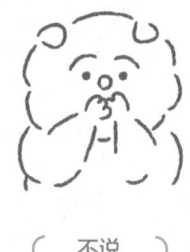

（ 不说 ）

防止内心混乱，减少烦恼的方法就是坚持"三不"原则。

最重要的一点是"不说"

有人认为"怒气不能隐忍，一定要发泄出来才好"，然而从脑科学的角度来讲，这种说法有不妥之处。在发泄怒气后的三四个小时里，交感神经会一直处于紧张状态，血液流动缓慢，大脑会处于缺氧状态。而且，发泄怒气只是"一时爽"，随着时间的流逝，你反而会感到失落和消沉。

遇事冷静，尽量压制怒火、疏解情绪才是明智的选择。当问题出在对方身上时，请先让自己冷静下来再去指出对方的错误。当愤怒和不满的情绪即将爆发时，我建议大家"慢半拍"，想一想后果再做出"惊人之举"。

习惯 46　越焦虑，越要放慢速度

Point

在快节奏的生活中，你也这样吗？

× 被周围人的快节奏裹挟，自己也手忙脚乱起来

× 受周围人的情绪影响，自己也焦虑起来

× 勉强自己加快节奏，却乱了步伐

✓ 行动时放慢速度沉稳应对，会使你的呼吸更加平稳，有利于心态的调整。

✓ 当你说话和做事更加沉稳时，周围的人会更愿意配合你。

✓ 缓慢的语速能增强你的说服力。

做事不快不慢，要有自己的节奏

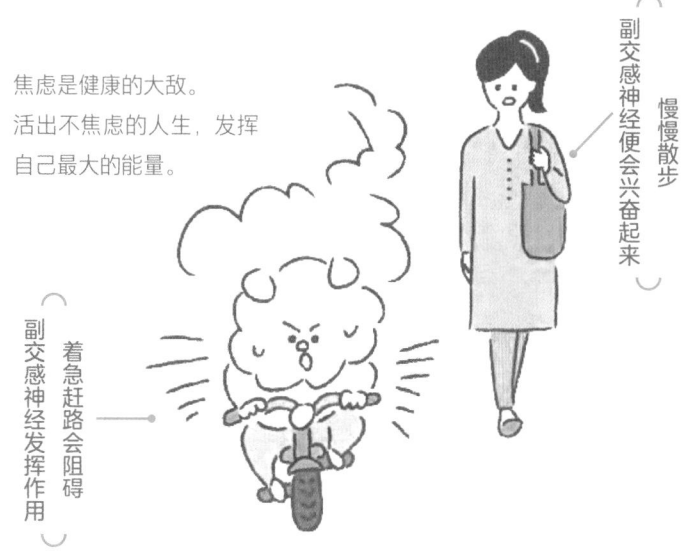

焦虑是健康的大敌。
活出不焦虑的人生，发挥
自己最大的能量。

副交感神经便会兴奋起来

慢慢散步

副交感神经发挥作用

着急赶路会阻碍

生活慢车道

当我们在生活中养成了不快不慢的习惯时，就能够维持交感神经与副交感神经的平衡，使身心保持良好的状态，从容面对我们的人生。

现代社会，很多人都处于交感神经过于兴奋、副交感神经衰弱的状态，那么如何才能提高副交感神经的兴奋度呢？重点在于一个"慢"字。如果我们将行动、呼吸、说话都放慢速度，就能防止副交感神经一直处于低迷状态，从而保持自律神经的平衡，提高身体的免疫力。

习惯 47 不焦虑，从眼前的小事做起

Point

一上班就要面对好几项工作，你也这样吗？

× 不知道先干哪项工作好

× 东一头西一头，干着这个想着那个

× 内心的焦虑情绪泛滥，对于哪项工作都静不下
  心做下去，效率低下

✓ 当需要做的工作非常复杂时，我们往往会感到
  焦虑和无所适从。

✓ 大脑不知该如何分配任务，工作效率变得非常
  低下。

✓ 从眼前的小事开始一件一件地着手解决，能够
  使我们不再恐慌，更加沉着地应对工作。

✓ 同时，我们也会从中获得成就感、增强自
  信心。

把需要做的事情罗列出来，一个个地解决

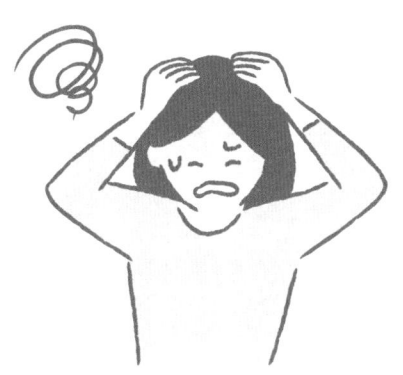

消除大脑的恐慌

当你感到慌乱时，你的大脑也会感到恐慌。
我们应当集中精力解决当下要做的最紧要的事。

重新审视应当做的事

当需要完成的事情很多时，我们常常会感到焦虑。为了避免焦虑，我们应当重新审视什么才是眼下必须完成的事。按照事情的轻重缓急一一罗列出来，先集中精力处理当下最重要的事情，然后再按照顺序一件一件地去解决。

我们需要写出自己决定在今天内完成的事情。如果有多项任务，我们需要排出优先顺序，然后依次解决。再小的事情也要写出来。关键是一定要按照既定的顺序集中处理。随着各种事情的完成，成就感就会油然而生。

随时随地都可以喝一口水

Point

一旦忙起来，你也这样吗？

× 一天都喝不了一杯水，顾不上

× 一天都口干舌燥，精力不济也要硬挺着

✓ 当你紧张或焦虑的时候，喝口水会让你的心情
平静下来。

✓ 一天中少量多次饮水能够帮助我们协调交感神
经和副交感神经的平衡。

✓ 喝水有助于提高大脑的工作效率，我们的精神
状态也会发生显著的变化。

不要一饮而尽，而要少量多喝

在包里装一瓶水，在办公桌上放一杯水，养成少量多次饮水的好习惯。

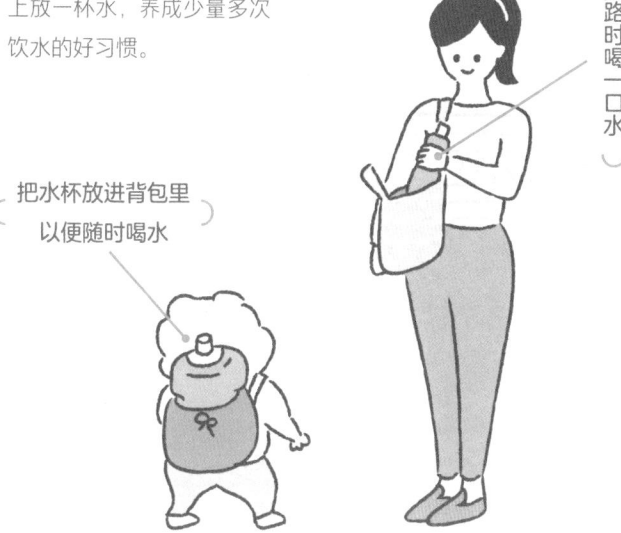

把水杯放进背包里
以便随时喝水

走路时喝一口水

一天中少量多次饮水让你更有精力。

习惯
49

叹一口气也无妨

Point

沮丧时，你也这样吗?

× 没有心情做事，浑身不舒服

× 脑力不支，缺乏动力

✓ 缓慢悠长的吐气能够调整身心状态。

✓ 叹口气能够帮助我们放松因紧张而僵硬的身体。

✓ 叹口气能够增加大脑的氧气供给量。

✓ 忍着不叹气会引起头痛、肩膀酸痛等身体不适。

有时，你需要的只是叹一口气

想叹气的时候强忍住不叹气会造成体内的氧气不足。如果这种状态持续下去则会引起大脑供氧不足。

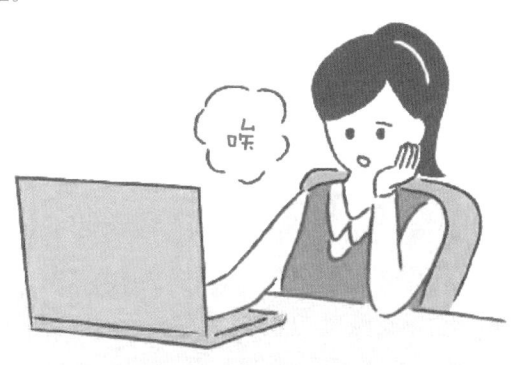

忍不住了，我想叹气

叹气会产生幸福的力量

俗话说"叹气会让幸福远离你"，人们对叹气往往有着不好的印象。但实际上，叹气是有利于身体健康的。当你有担心的事或有烦恼时才会叹气，此时身体处于紧张、僵硬的状态，而长长地叹一口气可以让呼吸变得深入。相反，如果忍着不叹气，很可能会引起偏头痛。当你因工作或人际关系忍不住想要叹一口气的时候，其实这也是身体的一种自我调适表现，它能帮你将怨气吐出去、将幸福的能量深深地吸入身体。

111

习惯 **50** 在办公室常备保暖小物件

Point

办公室里，你也这样吗？

× 午休后感觉很冷，手都伸不出来

× 好久才能暖和过来，没有工作状态

× 冷气开得太足，吹得脖子疼，偏头痛也犯了

✓ 内部体温下降会引起内脏机能变差，全身的新
陈代谢减缓。

✓ 大脑运转缓慢，免疫力降低。

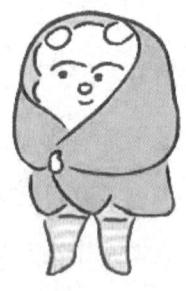

在办公室里常备能够调节体温的小物件

请在身边常备一些轻便而又能保暖的物品，方便随时取用，如长披肩、外套或棉袜子等。

(袜子)

穿得暖和可以保护身体机能的正常运行

当交感神经和副交感神经协调工作时，血液会通过毛细血管将营养输送到身体的各个部位。一旦扰乱这种节奏，就会引起身体不适。例如，久坐就会造成血液流动不畅，出现身体发冷的现象。

这种现象不止出现在容易畏寒的女性身上，男性也一样，我们在不知不觉中身体就开始发冷。比起冬季，这种现象在夏季更应引起重视。夏天，很多人习惯待在有冷气的空调房里学习和工作，时间久了，身体更容易受寒。因此，为了随时方便地调节体温，我建议大家在办公室里备上棉袜子、外套或长披肩。

13 个晚间习惯彻底消除"今日份"心理压力

外界环境的变化改变了我们的生活。

要回到疫情发生前的生活是需要时间的。

意识到这一点尤为重要，

否则我们会产生精神上的困扰。

只要调整好了身心状态，

大多数人都能够自由自在地生活。

那么，我们该如果度过每一个晚上呢？我想给大家提出一些建议，你们可以选择适合自己的去试试看。

不同的夜晚生活会带来不一样的心境。

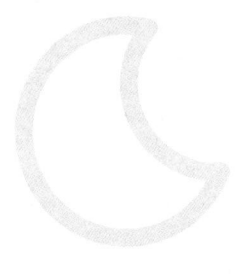

24小时大脑③ （18:00~22:00）

睡觉前的白金 4 小时

深度放松的晚间大脑

晚间脑科学

．．．．．．．．．．．．．．．

我们身边有很多人，尤其是年轻人都有不同程度的睡眠问题，如失眠、睡眠质量不好，等等。导致这种现象发生的原因有很多，其中一个就是现代人常因用脑过度而心理压力过大。那么，我们要如何应对？我建议大家从回到家的那一刻就开始调整晚上睡觉前的生活习惯。

在睡觉之前，请注意不要用脑过度。别让大脑在临睡前还处于亢奋、紧张与兴奋状态；睡觉前也不要进行剧烈运动，避免中枢神经系统处于兴奋状态，从而影响睡眠。当然，进行一些低强度的运动是有助于睡眠的。适当听一些舒缓的音乐，能够起到促进睡眠的作用。

睡前 1 小时，你可以放下心爱的手机，随手翻翻书，或者适当地背一背单词（不必勉强自己背太多）。因为这个时候，是大脑记忆的黄金时间段。

我们进行记忆后即入睡，大脑不再摄入新的信息，因而没有后面识记材料的干扰，记忆易于保存。在睡眠过程中，大脑仍在进行信息的编码、整理、定位和贮存工作，这样有利于保存记忆，也有利于以后提取记忆。

习惯 **51** 早一点吃晚餐

Point

睡觉前，你也这样吗？

× 加班到很晚，晚上 10:00 才吃上晚餐

× 晚餐吃得不多，睡前突然感觉很饿，爬起来吃碗面

✓ 晚餐后，如果直接入睡，是很难进入深度睡眠的。

✓ 第二天清晨你会感到身体疲惫、精神不佳。

✓ 晚上 10:00 到凌晨 2:00，副交感神经系统占据主导地位，这是调整身心的黄金时间段。

✓ 舒适地度过睡前的美好时光，你的身体就能自然地从"开始"模式切换到"结束"模式，并做好睡眠准备。

睡前三小时的闲适时光能够带来高质量的睡眠
（ 可根据自己的作息时间进行调整 ）

（ 晚上 8:00 吃完晚餐 ）

P.M. 8:00

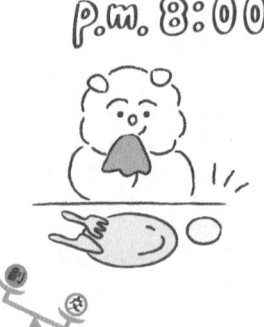

（ 晚上 11:00 副交感神经占据主导地位，能够帮助我们迅速入眠 ）

P.M.11:00

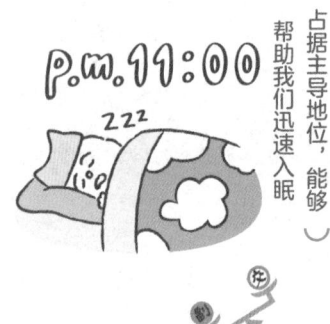

副交感神经的黄金时段

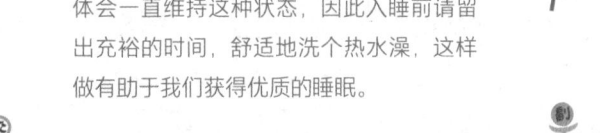

晚餐后，消化系统开始工作，此时副交感神经系统占据主导地位，交感神经系统处于"休息模式"。晚餐后三小时内，你的身体会一直维持这种状态，因此入睡前请留出充裕的时间，舒适地洗个热水澡，这样做有助于我们获得优质的睡眠。

（ 晚上 8:00 至 9:00 放松时间 ）

P.M.9:00

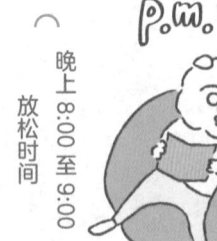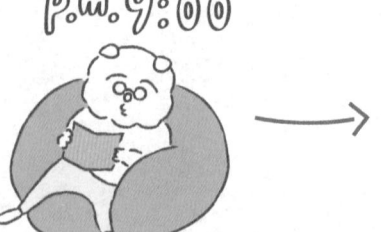

P.M.9:30

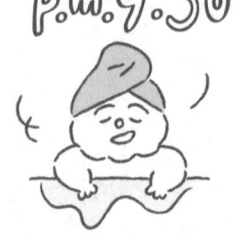

（ 晚上 9:30 泡个热水澡 ）

习惯
52 晚餐尽量选用温热的食物

Point

吃晚餐时，你也这样吗？

× 今天天太热，晚上喝了一瓶冰啤酒，胃不舒服

× 今天降温，在车站附近就吃了一大碗拉面，感
  觉整个人都被治愈了。

✓ 温暖的食物不仅能温暖你的胃，还能缓解疲
  劳。忙了一天，回到家吃点温热的食物，你会
  觉得瞬间就被治愈了。

✓ 进食温热的菜肴和饮品可以增强副交感神经的
  活力。

✓ 吃寒性食物时也可以吃点带酸味的食物或橄
  榄油。

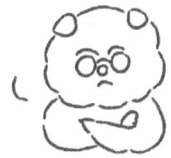

有温度的晚餐让你恢复元气

吃寒凉的食物后再吃点酸的

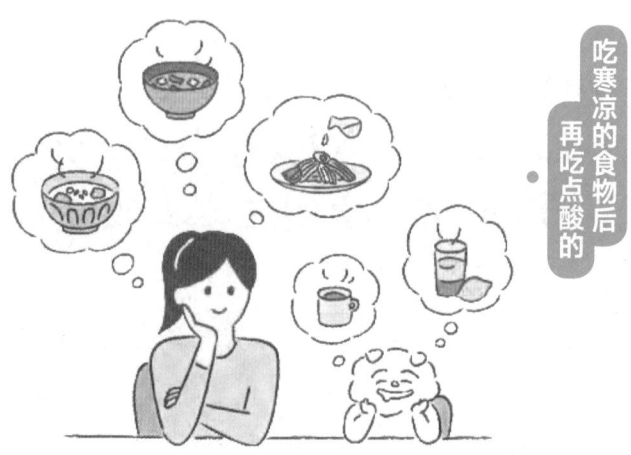

晚餐最好吃点温热的食物，喝点热饮也可以。

想吃凉面时，你可以往里面加入醋或梅干等带酸味的食物，也可以加点橄榄油。

想喝冷饮时，你可以往里面加几片柠檬。这样能调节自律神经，使其处于最佳状态。

放松心情，摆脱疲惫

当你感到疲惫或压力时，温暖的热汤和热气腾腾的饭菜能让你快速摆脱疲惫、恢复元气。

温暖的食物不仅能让你放松心情，还能促进胃肠的血液循环，提高副交感神经的活力，修复你的状态。因此，请重视一日三餐中的最后一餐，尽量避开寒性食物。

当然，在炎炎夏日想吃冷食时，你可以加点儿酸性食物或橄榄油。当胃肠摄取醋或柠檬等酸性食物时，副交感神经的活力会显著提高。

晚餐后散散步

Point

晚上回家，你也这样吗？

× 看了一天电脑，眼睛疼，身体肌肉僵硬

× 吃了饭以后就想窝在沙发里 "刷手机"

✓ 晚餐后散散步能够促进血液循环，协调交感神经和副交感神经，不会给身体造成负担。

✓ 散步不仅能让你放松身心，消除一天的疲劳，还能够减轻肩酸腰疼等症状。

✓ 比起跑步，散步能够减少受伤的风险，而且更容易坚持下去。

散步时做一做深呼吸

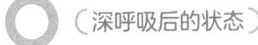 （深呼吸后的状态）

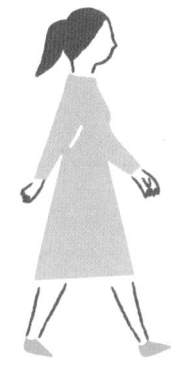

把腰背挺直，让呼吸道保持通畅，散步的时候可以做一做深呼吸。

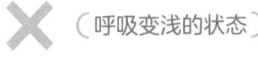 （呼吸变浅的状态）

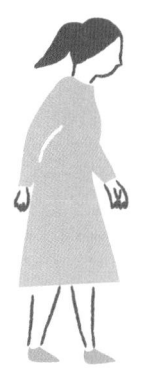

弯腰驼背会让你的呼吸变浅。

适度散步能够改善身体不适

　　晚餐后至入睡前一小时，散步半小时到一个小时是最理想的。没有时间的人也不必勉强，做一做伸展体操也是不错的运动方式。

　　也许你会产生疑问，在副交感神经占据主导地位的晚上，为何要做运动来刺激交感神经呢？其实，散步半小时这种程度的运动是有利于交感神经和副交感神经的协调的。晚上的适度运动可以促使末梢血管的血流更顺畅，尤其适合白天长时间伏案工作的人或者觉得自己运动量过少的人。晚饭后散步除了可以促进血液循环之外，还能解乏、减轻腰肩酸痛，并且提高睡眠质量。

晚间大脑习惯

习惯 **54** 疲倦时就只打扫屋子的一角

Point

下班回到家，看到家里乱得没有插脚的地方，你也这样吗？

× 懒得打扫，再想想白天糟心的事，很上火

× 急于打扫，收拾到很晚才像个样子，可是发现已经没有休闲的时间了，很恼火

✓ 想一下子整理一个房间的物品会让你手忙脚乱。把需要整理的物品划分区域，收拾起来会更轻松。

✓ 我建议大家一天整理一个区域，时间控制在半小时以内，放松心情去做吧！

✓ 看到变得整洁的房间，相信谁都会很开心。在你的心情变得愉悦的同时，你内心的疲惫感也消除了。

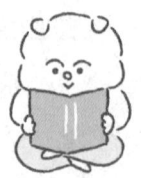

> 把房间收拾好了，
>
> 你住起来也会更开心

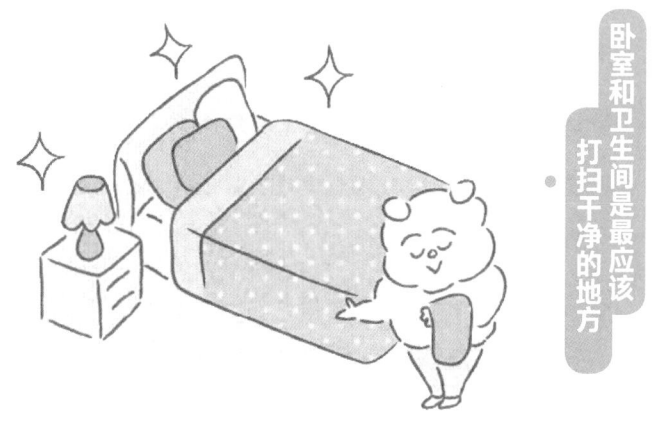

卧室和卫生间是最应该打扫干净的地方

卧室是最能让人放松的地方，而卫生间每天都会使用，
先收拾好先享用，所以我建议大家从这两个房间开始收拾。

整理凌乱的生活环境，释放心理压力

生活中的压力不仅仅来源于工作和人际关系，凌乱的房间、脏兮兮的卫生间都会成为压力的来源。因此，我建议你尝试"每天只整理一处物品"的解压方法。

收拾、整理这种行为本身就能帮你放松紧绷的神经，而整理一处物品就能起到刺激副交感神经、舒缓心情的效果。你可以一次整理一层抽屉或一排书架，重点在于细分区域、每天坚持。我建议大家把时间控制在半小时以内。时间过长，会让人觉得焦躁不安、有干不完的活，这反而会破坏内心的平衡。

晚间大脑习惯

习惯
55

泡澡 15 分钟，为大脑减减负

Point

洗澡时，你也这样吗?

× 快速冲凉，躺在床上还是觉得不解乏

× 洗澡时间过长，洗澡水有点热，感觉快晕过去了

✓ 将脖子以下的身体浸泡 5 分钟，再半坐起来浸泡 10 分钟，这种泡澡方式能让你的身体顺利地从白天的交感神经主导模式切换到晚上的副交感神经主导模式。

✓ 过热的洗澡水会给身体带来负担，因此水温要适度。

✓ 过犹不及，泡澡时间超过 15 分钟可能会出现脱水症状，所以要适当控制泡澡时间。

能让你恢复元气的泡澡方法

温水泡 15 分钟

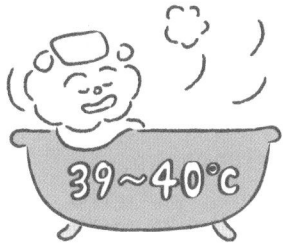

39 摄氏度至 40 摄氏度是能有效促进血液流通的最合适的温度。

在最初的 5 分钟里，你可以浸泡至脖子以下。

在剩下的 10 分钟里，你可以浸泡至心窝处。

过热的泡澡水会让你过于兴奋，影响睡眠

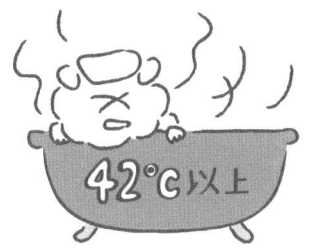

温度过高的水会过度刺激交感神经而引起血管收缩，有害健康。

治愈内心，深度睡眠

泡澡是夜晚调节身心的最重要的一种方式。在 39 摄氏度至 40 摄氏度的温水中浸泡 15 分钟是最理想的。最开始的 5 分钟，你可以将脖子以下的部位都浸泡在温水里；后 10 分钟，你可以进行半身浴，大概泡到心窝的位置。

这样做能让你的身体和内心都瞬间温暖起来，从交感神经主导模式顺利切换到副交感神经主导模式，同时还能提高新陈代谢的速度。泡澡后，我们的身体会感觉舒适而温暖，更容易进入深度睡眠状态。

如果水温过高，就会刺激交感神经促使血管收缩，让你觉得过于刺激而感到兴奋甚至烦躁。因此，一定要注意控制水温。此外，泡澡后，我建议大家喝一杯温水，及时补充水分。

习惯 **56** 1分钟练习缓解压力

Point

工作了一天，你也这样吗？

× 腰酸背痛，只想瘫在床上

× 看了一天电脑，虽然脖子很疼，但还是忍不住躺在床上"刷手机"

✓ 深呼吸和舒缓的运动能够提高副交感神经的功能。

✓ 这种练习能促进血液循环，缓解压力。

✓ 练习时，身体要挺直。

✓ 早晚坚持练习，效果更佳。

1 分钟 "居家轻松体操" 缓解身体疲劳

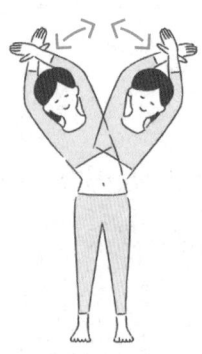

① 左右拉伸

双脚开立，与肩同宽，手臂向上伸直，两手交叉，吸气时保持伸展，吐气时向体侧弯曲，左右各坚持 4 秒。

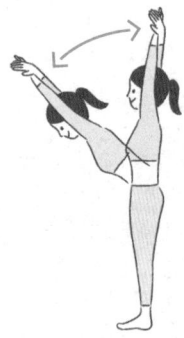

② 向前下压

恢复直立，吸气时保持伸展，吐气时上半身向前下压，吸气时起身。

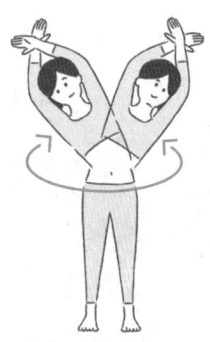

③ 转动身体

恢复直立，保持伸展，深呼吸，同时以腰为轴顺时针、逆时针转动上半身，各做 4 秒。

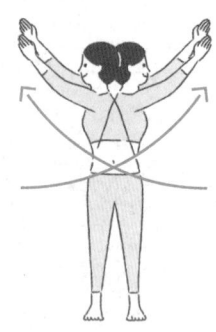

④ 左右转体

双脚开立，与肩同宽，保持深呼吸，双手用力向右上方挥动，同时向右转体，再向反方向做一次，各坚持 4 秒。

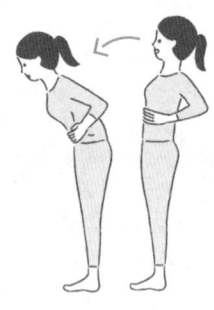

⑤ 挤压腹部

双脚开立，与肩同宽，双手置于肋骨下方，吸气时向后伸展身体，吐气时用手挤压腹部，边吐气边向前下压上半身。

习惯 57 穿宽松舒适的睡衣

Point

关于睡觉的舒适度，你也这样吗？

× 不太在意睡衣的手感和质量

× 累了一天就想睡觉，懒得换睡衣

✓ 宽松、舒适的睡衣能让人完全放松。

✓ 身体没有束缚感，血液流通也更加顺畅。

✓ 绵软的触感和良好的透气性能够提高你的睡眠
质量。

✓ 请为自己选一套舒适的睡衣吧，它能带你进入
香甜的美梦。

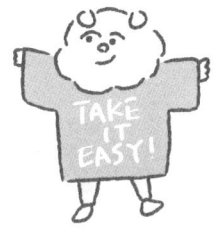

换上舒适的睡衣：
家居时光让你彻底放松

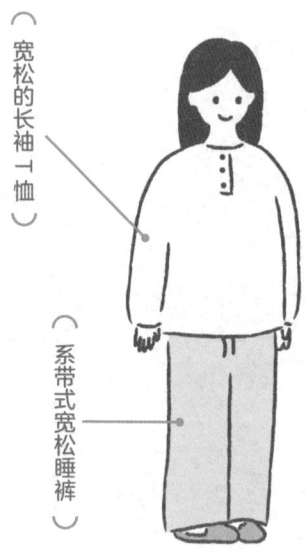

（ 宽松的长袖 T 恤 ）

（ 系带式宽松睡裤 ）

晚上的时间应该是完全属于自己的。入睡前请换上舒适的衣服，把身体从白天紧张的状态中解放出来。另外，即便在冬季，我们在睡眠过程中也会出汗，因此睡衣的透气性非常重要。

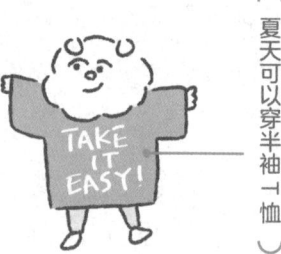

TAKE IT EASY!

（ 夏天可以穿半袖 T 恤 ）

睡前做好第二天的准备

Point

关于睡前小习惯, 你也这样吗?

× 明天的事明天再说吧, 懒得准备好

× 对自己充满自信, 觉得没必要提前准备好

✓ 头天晚上就准备好第二天上班要用的东西能够
消除你的不安。

✓ 确认好所需物品的位置能避免产生焦躁情绪。

✓ 清晨是一天中精力最充沛的时间段。提前做
好第二天清早的计划能够提高第二天的工作
效率。

提前做准备，起床不慌乱

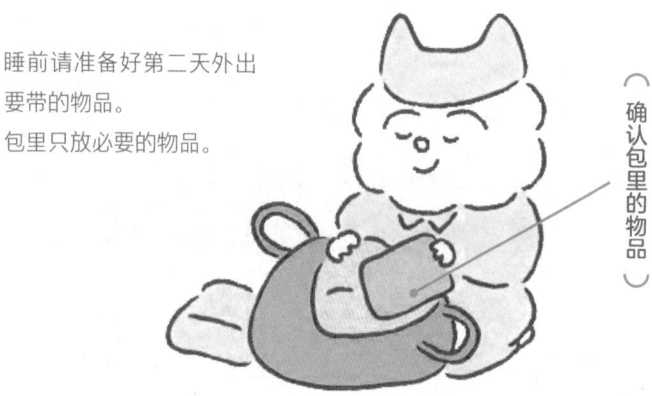

睡前请准备好第二天外出
要带的物品。
包里只放必要的物品。

确认包里的物品

养成提前准备好的习惯

入睡前，应该确认好第二天的行程安排，准备好第二天要穿的衣服，整理好随身携带的物品。这样不仅能让你安心入眠，而且能防止第二天起床后因找不到物品而产生焦躁情绪，引起交感神经和副交感神经的失衡。

前一天晚上做好第二天清晨的安排，能提高第二天清晨的做事效率、消除不安。而安心感会让你的学习和工作更加高效。

习惯 **59** 音乐给大脑幸福感

Point

睡前，你也这样吗？

× 很久没听歌了，没有精力也没有心情

× 好不容易有了听歌的心情，听得伤感了，难以
入睡

✓ 畅快的音乐能够放松身心，刺激副交感神经发
挥作用。

✓ 疲累时，你可以听一听欢快的曲子，甚至是摇
滚乐。

✓ 请尽量选择节奏固定、音阶变化少的曲子。

什么样的音乐能够 让你恢复元气呢

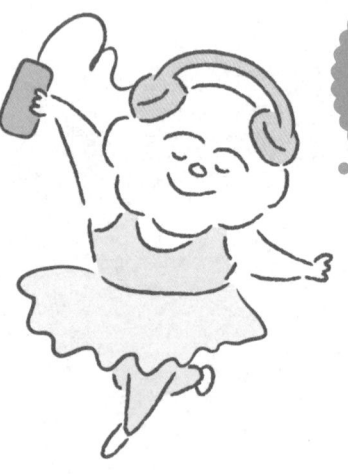

你喜欢的音乐 就是最好的 "特效药"！

我们的大脑在听到喜欢的音乐后会产生快感，心情也会变得愉悦。

节奏规律、音阶变化较少的摇滚乐是不错的选择。

一首曲子的长度以 4 至 5 分钟为宜。

节奏不规律的曲子会引起副交感神经的紊乱，临睡前尽量不要多听。

累的时候，听听节奏规律的音乐

音乐能调节情绪，给我们的大脑带来积极的影响。累的时候，听一听喜欢的音乐能让你平复心情、恢复元气。但也不是所有的音乐都有这样的效果，请尽量选择节奏稳定的音乐吧！规律的节奏能够让你的心绪快速安定下来。

当你感到疲惫时，你甚至可以听一听节奏规律的摇滚乐。对此你也许会感到不可思议，不过有些摇滚乐规律的节奏真的有助于协调交感神经和副交感神经的平衡，让你摆脱疲惫、迅速振作起来。

大脑不喜欢吃太多糖

Point

一到晚上，你也这样吗？

✕ 总觉得就这样结束了一天的生活很遗憾，睡前还想吃个小甜点，慰劳一下自己

✕ 工作了一天，脑子累坏了，得吃点甜的东西补补脑

✓ 有时，缺糖只是大脑的一种错觉。其实，在大多数情况下，我们身体在白天摄入的糖分是足够的。

✓ 有时，"为了大脑健康"只是吃甜食的借口。

✓ 餐后血糖值飙升反而容易引起低血糖，适度控糖才能使你的血糖值恢复正常。

请不要摄入过多的糖分

饭后血糖值飙升让我们想摄入更多的糖分

空腹时吃的甜点和果汁能让你的血糖值飙升，短时间内让你兴奋起来。然而，胰岛素的大量分泌会使血糖值迅速下降，让身体陷入低血糖状态，人也会变得焦躁不安。为了消除这种焦躁感，我们又会想吃一点甜点，这样我们就容易陷入恶性循环。

＼ 以下食物不能摄取过量 ／

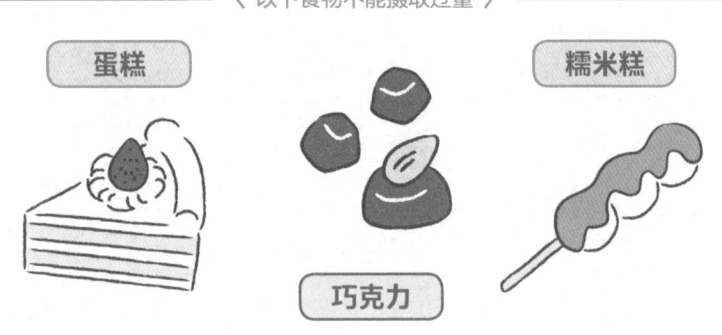

蛋糕　　糯米糕　　巧克力

其实，大脑不需要太多甜食

我们经常会说自己要吃点甜食以缓解大脑疲倦，利用工作间隙不停地将蛋糕和巧克力往嘴里塞。然而，虽然葡萄糖是大脑的主要能量来源，一般人的大脑却并不缺糖，因此我们没有必要特意补充。

当你感觉头脑昏沉、无法集中注意力，或者出现眩晕等症状时，很可能你已经陷入了低血糖状态。这是因为摄入糖分过量引起了"血糖值异常"，继续摄入糖分反而会给我们的大脑带来负担。

每天半小时的"自我时间"

Point

又是一天，你也这样吗？

× 好不容易把孩子哄睡，精疲力竭，倒头就睡

× 今天的学习任务还没有完成，没有时间做自己
的事

✓ 一天中留出半小时做自己喜欢做的事情。

✓ 有意识地留出"自我时间"这一点很重要。

✓ 每天一次的反思有助于保持稳定的情绪和良好
的心态。

每天留出半小时，做自己喜欢做的事

（ 做自己喜欢的事 ）

坐在舒适的沙发上翻一翻喜欢的书也是一种享受。

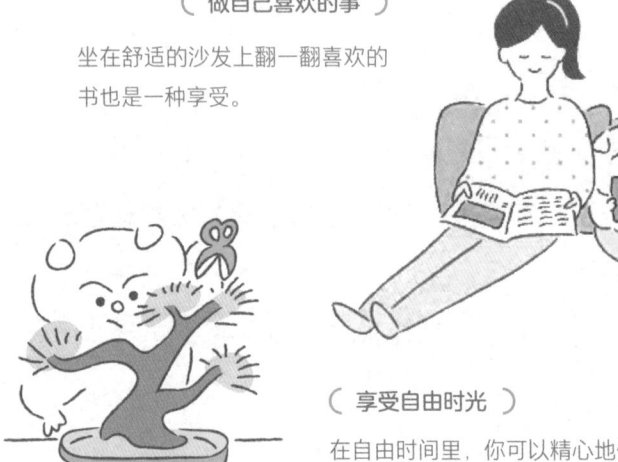

（ 享受自由时光 ）

在自由时间里，你可以精心地修剪一盆植物，也可以去咖啡厅喝一杯咖啡。

大脑喜欢独处：留出属于自己的时间

　　有时你可能会工作到深夜，有时又有应酬脱不开身，很难按照自己的意愿来安排时间。然而，无论你多么忙碌，我都建议你能在一天中留出半小时，做自己喜欢做的事情。

　　重要的是，你要有享受属于自己的自由时光的意识。

　　我们经常会说："我熬的不是夜，而是生活。"其实，谁都需要完全属于自己的空间和时间。当你有意识地享受独处的快乐时，这就与无所事事地打发时间有了天壤之别。有计划、有意识地享受自我时光，不仅能够帮助你放松紧绷的神经，缓解大脑疲劳，还能帮助你更加了解自我，更好地享受生活。

习惯 **62** 每天只写三行日记

Point

晚上的时间并不太够用，你也这样吗？

× 没有写日记的习惯，不做总结，也不做计划

× 有写日记的习惯，但是会被别的事情所干扰，
　坚持不下来

✓ 无论写在专用日记本上还是写在工作笔记里都
　可以。

✓ 请务必采用手写的方式，用心地去记录。

✓ 从最简单的事情入手，制订明日计划。

✓ 写日记能够维持交感神经和副交感神经的平
　衡，消除不安，使人心情平静。

每天坚持写三行日记

例：

今天的甜甜圈真好吃。

在电梯里遇见领导，却弄错了称呼，真尴尬。

明天上午我要把这份报告写完。

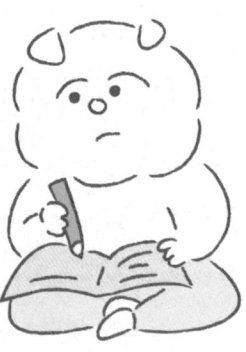

记录失败的事

记录失败的事能够缓解负面情绪。及时总结教训，你就不会将错误归咎于他人，也能够避免再次失败。

记录感动的事

记录感动的事能够让你看到生活的意义。当你情绪低落时，通过记录感动，你能够鼓励自己重新振作起来。

制订明日计划

只要晚上制订一份明日计划，你就会对自己第二天应做的事做到心中有数，从而消除你的不安，帮助你安心入眠。

用书写调节情绪

为了调节自律神经的平衡，我建议大家每天写三行日记。写在工作笔记里或日记本上都行，重点在于坚持手写。日记内容可以包括以下三点。

● 失败的事（如，今天我出去见客户，可是忘记带名片了。）

- 感动的事（如，晚上我去公园散步，看到一朵美丽的花。）
- 明日计划（如，明天是我的"睡眠日"，我准备晚上早点上床睡觉。）

虽然这些都是非常简单的记录，却有实实在在的效果，因此我们能够长期坚持下去。制订明日计划，也就明确了第二天的目标，明确了当下自己应当做的事。于是，你的不安消除了，也更加淡定了。而保持交感神经和副交感神经平衡和大脑活力最重要的一点就是内心淡定。计划不必太过复杂，我建议大家从最容易达成的目标开始制订计划。

习惯 63

睡前半小时与手机保持距离，不要刺激大脑

Point

临睡前，你也这样吗？

× 抱着手机放不下，不看手机就不能睡觉

× 离开手机一会就没有安全感，睡不踏实

✓ 手机屏幕和电脑显示器所散发的蓝光会刺激你的交感神经，影响睡眠。

✓ 社交媒体的各种信息会扰乱你内心的平静。

✓ 为了提高睡眠质量，睡前半小时请不要看手机。

✓ 另外，我不推荐使用手机的闹钟功能。

✓ 睡前半小时是大脑记忆的黄金时间段。你可以随手翻翻书，或者适当地背一背单词（不必勉强自己背太多）。

睡前不要查看过多信息

不要错过入睡的 黄金时段

真想知道那个人今天在朋友圈里都"晒"了什么,可这其实和我没有多大关系。

在睡眠的过程中,大脑会将当天接受的信息整理出来,并且按照优先顺序进行排序。入睡前,如果你舍不得放下手机,不停地浏览网页或刷朋友圈会刺激交感神经,使你无法安睡。因此,入睡前半小时请放下手机,我建议大家专门买一个闹钟放在床头,而最好把手机放到够不着的地方。

睡觉前不要把手机放在你能够得着的地方

手机屏幕和电脑显示屏所散发出的蓝光会刺激交感神经,从而影响大脑晚间的正常工作,使人难以进入深度睡眠状态。睡前沉迷于"刷手机"非常影响睡眠质量和第二天的学习和工作。

睡前半小时不看手机或电脑不只是为了避免蓝光的影响,也是为了不"摄取"过多的无效社交信息。很多人都有睡前查看邮件和"刷朋友圈"的习惯,但有些无效信息只会使你的交感神经更加兴奋,扰乱你内心的平静。因此,我建议大家睡前关闭手机。

3 个睡眠习惯让你为大脑"格式化",清除无用垃圾信息

睡眠的价值是巨大的,能好好睡觉是一件难能可贵的事。

睡眠的时候,大脑会开启"自动清洗"模式,将大脑中的代谢毒物清除,让我们醒来后拥有一个清爽的大脑。

睡眠质量直接影响大脑的健康和我们第二天的工作和学习效率。

在睡梦中,我们可以通过多种方式对自己进行心理暗示,很多有意思的想法和别具一格的创意都是在睡梦中获得的。

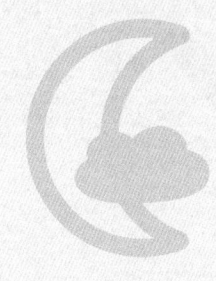

美梦中的甜蜜 8 小时

轻松而创造力『爆棚』的夜间大脑

夜间脑科学

· · · · · · · · · · · · · · · · · · ·

研究发现，当我们进入睡眠状态时，大脑会开启"自动清洗"模式，将代谢垃圾清除，让人醒来后拥有一个清醒的大脑。科学实验证明，我们在睡眠期间，血液会周期性地从脑部流出，每当血液大量流出，脑脊液就趁机发动一波"攻击"，并有节奏地冲洗掉大脑中的代谢垃圾。换言之，睡眠质量直接影响大脑的健康和我们第二天的状态。

另外，很多有意思的想法和别具一格的创意都是在睡梦中获得的。

脑科学家认为，我们在做梦时所处的状态也与清醒时不同。究其原因，这是因为我们在睡觉的时候，对大脑功能的生理要求与醒着时是不同的，对想法的感受也是不同的，而且大脑仍会专注于清醒时所思考的问题。这就意味着大脑在我们睡觉时能够从不一样的角度进行思考和探索。我们甚至可以有意地在睡梦中对白天的特定问题进行逆向思考和验证。

其实，美梦不仅仅出现在夜晚，在白天任何时候，我们都可以让自己做一小会儿"白日梦"。很多人都觉得在学习的时候，不好好听课、天马行空地胡思乱想是不应该做的。而实际上，无论是处在哪个年龄段的人，都可以通过所谓的"胡思乱想"获得很多好处。人们在胡思乱想的过程中能够预演未来可能会发生的事情而不必有所顾虑。而当思维被允许处于一种自由的状态时，创造力就会被激发出来。

　　脑科学家认为，当我们的思绪从眼前的事情转移到过去和未来时，默认模式神经网络就会被激活。所以，我们应该多给自己留一些胡思乱想的时间。适当地"胡思乱想"对提升创造力有很大作用。当然，我们的大脑在天马行空的同时也要有足够的纪律性，这样才能让我们及时捕捉好的想法。

习惯
64

学会发呆，给大脑喘息的机会

Point

忙碌的每一天，你也这样吗？

× 一直到晚上，脑子里都是满的，还在想着白天的工作，很累

× 晚上还要加班工作或学习，大脑一直在高速运转，没有一刻得闲，很苦

✓ 越是忙碌，我们越是需要时间去发呆。

✓ 我们需要时间去欣赏美景，去眺望天空或悠闲地散步。

✓ 大脑在放空的同时，也在为接下来的行动做准备。

重新看待发呆的功效

去随心所欲地散步，仰望天空吧

困难就像糖葫芦，一串接着一串。可是如果你总是处在困难重重、使人战战兢兢的氛围中，就会扰乱自律神经的平衡，身体机能也会随之下降。这时，你要留出时间来发呆，有意识地放空大脑，这样做能够提升身体状态，更好地应对接下来的难题。

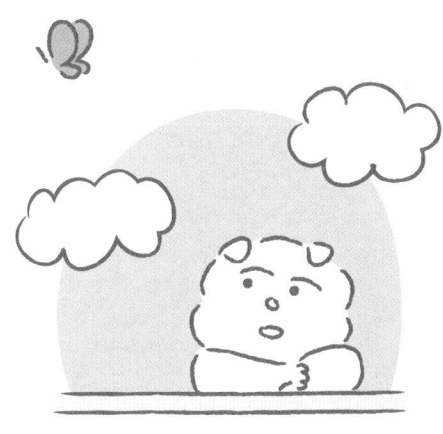

发呆的必要性

对大脑而言，发呆的时间是必不可少的清空内存的时间

要让交感神经和副交感神经保持最佳状态，重要的是学会发呆。

我们的身体是有节奏的。你可以一边仰望天空一边散步，也可以出神地欣赏美景。不知不觉间，你就调整了身体节奏，使大脑变得更加清醒。在发呆的时候，大脑将自动转换为默认模式神经网络系统。

　　大脑在无意识状态中，能够为接下来有意识的行动做好准备。当你感觉精神放空、头脑中却意外出现奇思妙想时，就是大脑进入默认模式神经网络的时候。

习惯 65 你的大脑不能缺觉

Point

进入了冲刺阶段，你也这样吗？

× 没时间了，每天只能睡几个小时

× 第二天就要考试了，头天晚上通宵复习

✓ 睡眠不足会使副交感神经的功能下降，进而引发交感神经和副交感神经的失调。

✓ 运动能力、脑力、身体的治愈力和复原力等所有跟身心相关的能力都需要充足的睡眠来保障。

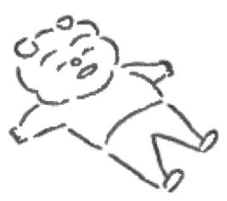

睡眠不足会使你无法发挥正常水平

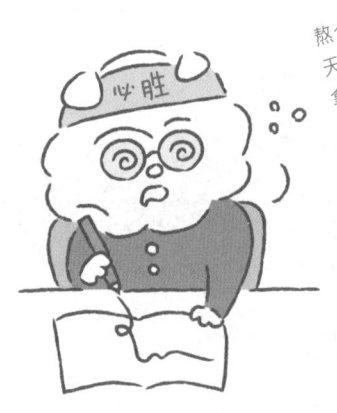

熬个通宵，在第二天的考试中你就能拿满分吗？

考试前熬通宵只会使你的大脑更加迟钝

睡眠不足会严重影响你的发挥。有人常常在考试前熬夜学习，然而熬夜会破坏交感神经和副交感神经的平衡，进而影响全身血液的流通，降低大脑的活力。

睡眠不足会使你的免疫力下降，降低大脑活力

即使是做对身体有益的事情，也不能影响睡眠。睡眠不足会引起身心失调。交感神经和副交感神经分别在一天的不同时间段占据主导地位，从傍晚到夜间是副交感神经占据主导地位的时间段。而熬夜工作或学习会刺激交感神经，使副交感神经受到抑制。副交感神经与淋巴细胞的免疫力密切相关，因此熬夜会引起免疫力的下降，也会降低大脑的活力。

习惯 **66** 将一周中的某天定为"睡眠日"

Point

周一到周五，你也这样吗?

× 从头忙到尾，熬夜加班是家常便饭

× 有急活儿时，会连续熬夜，中间不做任何调节

✓ 将周三定为"睡眠日"能够优化你在后半周的身体状态。

✓ 在"睡眠日"当天，我建议大家晚上 10:00 前上床睡觉，这样可以保证充足的睡眠。

✓ 如果条件允许，在"睡眠日"的第二天你可以睡到自然醒。

✓ 工作强度过大的人请学会灵活安排，在"睡眠日"当天不要给自己安排太满的工作。

夜间大脑习惯

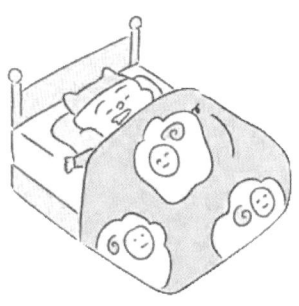

155

14 个周末习惯预热下一周的新生活

前些年，我一直拒绝使用网络社交平台，觉得生活得不真实。

这两年，我慢慢开始习惯在朋友圈里"晒生活"。

路边的一朵在风中摇曳的小花、蔚蓝的天空都被我用手机拍下来并上传至微信朋友圈。

哪怕只有一刻也行——

我想捕捉摆脱生活烦恼、脱离时空限制的一瞬间。

这能帮助我转换心情，让我的人生变得丰富起来。

"拍照并且分享出来"这件事情让我感觉很放松，而琢磨如何拍出一张好照片的过程也对大脑减负有着十分重要的意义。

生活本来就艰难，周末应该充满仪式感，给我们的大脑不一样的 24 小时。

『微躺平』的周末 24 小时大脑

充满仪式感的周末大脑（周六、周日）

周末脑科学

·····················

放松的时间到了

给孩子提供足够的玩乐时间和空间是非常重要的。这对孩子的社交、情感和认知能力的发展会产生积极的影响。然而，有的游戏是有规则性的，而我认为那种允许充分发挥想象力的过程才是真正意义上的玩耍。如果孩子没有这样的玩耍经历，就有可能产生焦虑和社交不适应的问题。

那么，成年人又如何呢？研究表明，休闲和放松对成年人来说也很重要。研究者认为，人们不应该终日忙于工作而不能自拔，而应该在下班时间或在周末适度地放松和享乐。

周末不彻底"躺平"，让你的节奏更平稳

Point

一到周末，你也这样吗？

× 周五熬半宿，周六睡半天

× 这两天啥也不想干，都懒得下床

✓ 我们在周末也应当保持与平时差不多的生活
节奏。

✓ 即使感觉疲惫也不能停下来休息，我们应该做
好该做的事。

✓ 因为一旦停下来，你反而会增加疲惫感。

✓ 不过，夜晚是适合放松的时间段，我建议大家
可以悠闲地度过周末的夜晚。

周末大脑习惯

请有规律地度过一年 365 天

每天的生活保持相同的步调有助于我们的身心健康。

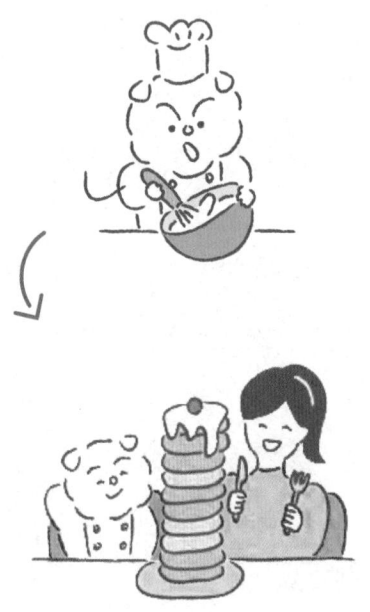

一到周末，大家都想放松一下、补补觉，这个想法并不难理解。但睡到日上三竿才起床反而会让你头脑昏沉、不能消除疲劳感。我建议大家即使在周末，也应当早起一点，尽量保持与平时一样的生活节奏。利用闲暇时间沉浸在自己的兴趣爱好中，何乐而不为呢？

周末也要坚持早起，尽量保持平日里的生活节奏

平日里紧张的日程安排会让我们在周末想放松下来睡个懒觉。然而，交感神经在白天占据主导地位，而夜晚则是副交感神经的"天下"。以补觉的名义睡懒觉会打乱你的生物钟，反而不容易消除疲劳感。

很多人在下班的路上并不觉得很累，但他们回家后在坐在沙发上的一瞬间会感觉身心俱疲。我们的大脑一旦关闭开关，要想重新启动，就要花费更多的能量，而这会使我们感到更加疲惫。因此，我们应该一鼓作气，把应该做的事情解决以后再休息。这样才能更好地享受夜晚的闲暇时光，更快地消除疲劳感。

習

周末制作"任性"清单，让你拥有值得感

忙了一周，你也这样吗?

× 每天都惦记着永远做不完的工作，已经忘记了自己最初的理想

× 其实一开始就不知道自己想做什么

✓ 周末制定一份"任性"清单，把你的生活目标细化。

✓ 找出那些应该做却被我们忽略的事情。

✓ 活在当下。

✓ 把想做的事情一一记录下来，并尝试着去做。

Point

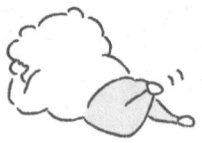

> 你要时常追问自己，
> 到底什么才是自己想做的事呢

失去目标的生活就像一盘散沙。我们应当常问自己是否有该做而未做的事。一个月一次的追问能让我们更有目标地去生活。
请按照清单列举的事项逐一解决吧！

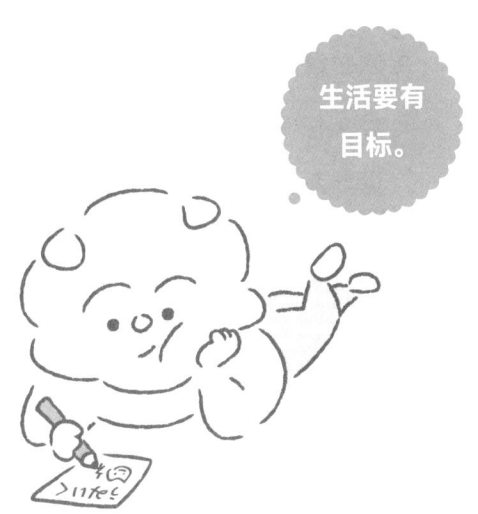

生活要有目标。

失去生活的目标会增加你的疲劳感

三十多岁的你是不是已经有了下属，也建立了家庭，过着稳定的生活？与此同时，你可能也逐渐失去了目标而满足于现状。然而，当你的内心隐隐感到不满时，你就要重新审视自己，思考什么才是人生中最重要的东西，怎样才能不枉此生。

人生无常。我们都不清楚事故、灾害及病痛等风险何时到来，因而只能活在当下。因此，我们要问自己有没有应当做而未做的事。

你可以每个月追问自己一次，每个月都重新制定一份清单，然后按照顺序一一去实现。

习惯 **69** 周末居家"断舍离"，克服选择焦虑症

Point

周末在家，你也这样吗?

× 想大扫除，又舍不得处理用不着的东西，从东挪到西，屋里还是乱糟糟的

× 衣服太多，以至于每天早上都不知道穿什么出门好

✓ 减少要做选择的事项。

✓ 每天的打扮穿着有规律。

✓ 整理鞋柜和衣柜，清理过去一年都没有穿过的鞋和衣服。

✓ 清楚地区分值得思考的问题和不值得思考的问题。

减少选项能够帮助你减压

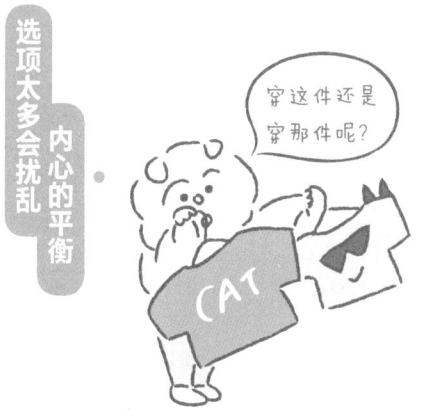

选项太多会扰乱内心的平衡

穿这件还是穿那件呢？

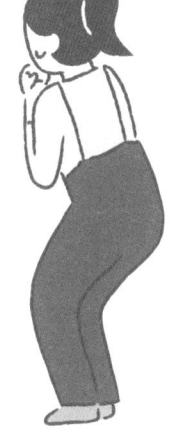

只有调整内心、保持平静，才能避免身心失调。而减少不必要的物品就是其中的一个技巧，以"少而精"的原则整理衣橱对调节副交感神经的功能很有效。

选项少一点，压力就小一点

做事简单而明晰，能协调副交感神经的功能，减轻大脑在工作时的压力。

生活需要"断舍离"。定期整理衣橱，大胆地处理一年以上都没穿过的衣服。通过"断舍离"厘清对自己而言什么才是必要的，从而减少冲动消费给自己带来的负罪感。减少生活的选项，才能帮助我们更好地利用时间、减少迷惘，我们的内心也会更加平静。整理和"断舍离"会给你的身心健康和自律神经带来意想不到的好处。

习惯 70　周末全身心投入一件事

Point

周日，你也这样吗?

× 从周日的下午，就开始为下周一的例会感到焦虑

× 既不想工作，心里又忍不住想着工作，很焦虑

✓ 以初学者的心态面对世事，保持初心。

✓ 将注意力放在当下，能帮助你消除担忧与不安。

✓ 香薰、瑜伽、音乐疗法都能帮助你活在当下。

✓ 将注意力集中到呼吸上，做正念练习。

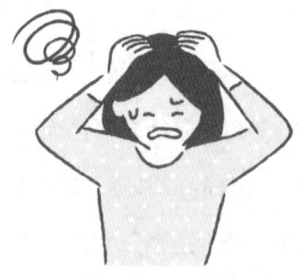

（ 挑战新事物 ）

着手去做一件你一直想做而未做的
事，哪怕只是很小的事也行。抱着初
学者的心态去学习和思考，会让你发
现生活中的新鲜感。

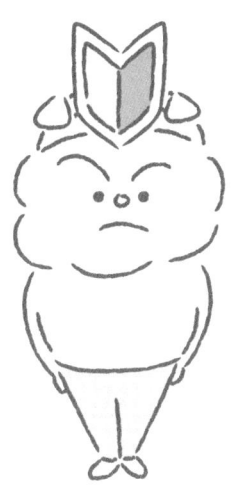

（ 正念练习 ）

做正念练习，养成着眼于当下的好习
惯，它能让你从不安、恐惧和担忧中
摆脱出来，同时还能有效地调节自律
神经。

不忘初心，着眼于当下

　　永远保持年轻开放的心态是很困难的一件事。你可以尝试着去
不熟悉的场所，挑战未知事物。例如，你可以尝试一下香薰、瑜伽
和音乐疗法，它们都能协调自律神经，起到放松的功效。

　　另外，近年来广受关注的正念练习也能帮助你从不安、恐惧和
担忧中摆脱出来。通过反复有意识地觉察自己的行为，你能构筑安
定而平和的内心，使自己的心境不再被外物所烦扰。正念练习的方
法有很多，最简单的一个就是"将注意力集中在自己的呼吸上"。

习惯 71　周末放过自己，不要总被规则束缚

Point

好不容易休息两天，你也这样吗？

× 把周中没完成的工作带回家，让周末失去了原有的意义

× 其实即便把工作带回家也不想做，徒增烦恼和心理负担

✓ 不要勉强去做剧烈运动。你可以拼尽全力去尝试，但有时也不妨偷懒歇一歇。

✓ 如果觉得需要，你可以随时调整自己的周末计划，真正享受自己的周末时光。

✓ 勇于尝试，不因无法完成目标而苛责自己。

✓ 别太执着，世上没有非这样不可的事情。

拒绝严苛的规则

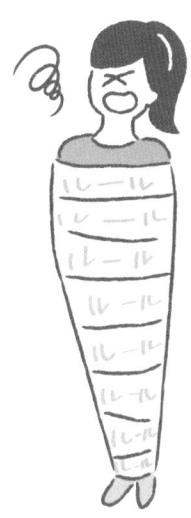

**不必制定太严格的规则，
不必对自己太苛刻。**

不要用条条框框的规则束缚自己。世上没有绝对的事情。你可以尝试着去调整规则，还可以选择逃避。

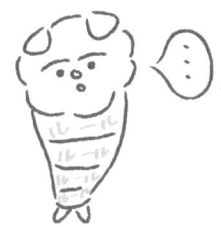

"佛系" 一点也无妨

周末，"佛系"一点会让你感觉更舒适。然而，保持身心健康的关键也正在于此。以下三点请务必牢记。

1. "坚持一项每天都能做的运动"很重要。这样做能够让你更了解自己当天的状态。

2. 没必要让自己过于劳累。偶尔的剧烈运动并不能使你的身体更加健康。

3. 做不到也不必强求，重新开始做即可。

到了周末，我们就以"佛系"的心态去享受生活吧！这是帮助你调节情绪、减轻一周工作压力的窍门。

习惯 72 活在当下

Point

对于下一周，你也这样吗？

× 周末的美好时光太短暂，怎么又要到星期一了？很焦虑

× 由于担心，精神上感觉很累

✓ 未来尚未到来，不必为此过于忧心。

✓ 担心会带来精神上的疲惫，降低大脑活力。

✓ 担心改变不了任何事情。

✓ 不必担心结果，专注于当下行动的人反而能收获好结果。

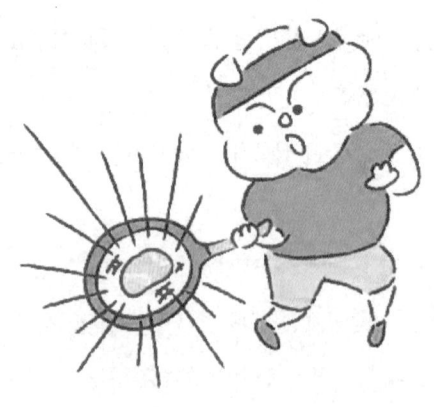

你需要放下的是"担心"这个习惯。从今天开始换一种思维方式，学习如何"专注于当下"。

- 不必忧心未来。
- 只专注于眼前的事。
- 全身心地享受当下。

拒绝担心和不安，保持平常心

如果你总是对身边的琐事感到担忧，那么你的忧虑便不会有尽头。而这种忧虑并不能改变任何结果，既然如此，我们何不快乐地活在当下呢？只专注做眼前事的人反而更加容易获得好结果。

过度担心会使人的交感神经和副交感神经失调，末梢血管闭塞，大脑工作缓慢。因此，为了健康生活，请你将注意力放在当下，好好地享受此刻人生吧！

习惯 73　做一个"一周情绪账本"，倾诉情绪

关于这周发生的烦心事，你也这样吗？

× 逃避、不愿意回想，但是心中郁结的情绪难以排解

× 总是回想，却没有解决方案，心中郁结的情绪难以排解

✓ 如果你在人际关系上感到烦恼，就请你把它写进笔记本里。

✓ 通过书写的方式一一记录下来，会使你的情绪保持安定。

✓ 不必纠结于遣词造句，将心里所想如实记录下来即可，通过书写分析自己的情绪。

✓ 遇到烦心事时再回看记录，你会获得更加客观的信息。

输出你的情绪：记录减压法

用书写的方式一一记录下来

在"一周情绪账本"里不必对语言精雕细琢，只要将所思所想一一写下便可。对何事感到愤怒，又是何事让你感觉痛苦，如何才能心情畅快？抱着诚恳的态度，将情绪全部记录下来吧！

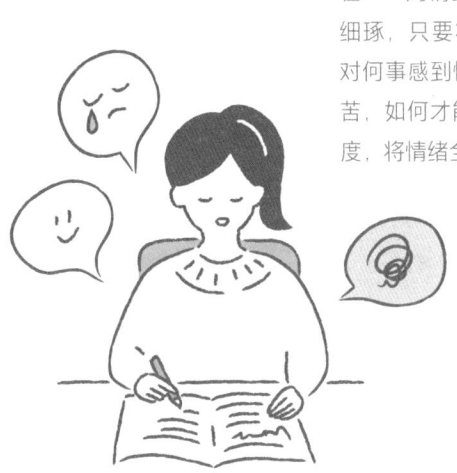

客观地分析自己的情绪，保持内心的平和

准备一个笔记本作为"一周情绪账本"，将你一周的压力和情绪都如实记录下来吧！这有助于你保持内心的平静与安宁。笔、纸的触感及书写的文字都会刺激你的大脑，有利于提高大脑活力，促进血液循环。沉下心来记录，还能帮助你调整呼吸，使你的心情更加平静，心绪也会更加安定。

此外，阅读过往的记录能够让你更加了解自己的思考方式。回顾笔记本里记录的过去的事也能帮助你更加客观地看待自己，当你再次面临同样的情况时，你就能沉着应对了。

周末大脑习惯

173

习惯
74

周末"清零"残留的负面情绪

Point

周末，你也这样吗？

✕ 因为和家人相处的时间多了，容易爆发"周末战争"

✕ 并不觉得周末与周中有什么不同，还是很沮丧

✓ 消极的情绪让人倍显老态。

✓ 负面情绪"爆棚"的人更容易感到失落、不安和疲劳。

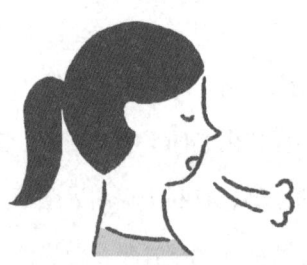

有百害而无一利的负面情绪

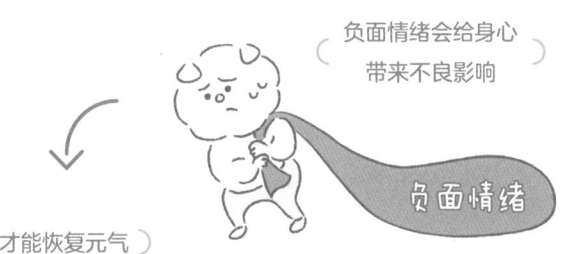

负面情绪会给身心带来不良影响

消除负面情绪才能恢复元气

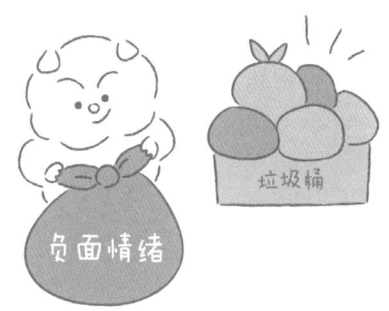

尽早摆脱负面情绪吧

当你感到焦躁、愤怒，交感神经处于紧张状态时，大量的有害物质会散布在体内，给正常细胞带来损害。

对焦躁、愤怒等负面情绪说"不"

　　负面情绪带来的问题很多，千万不可低估。当你被负面情绪困扰，交感神经处于紧张状态时，你的身体便会产生大量的有害物质，从而损害体内细胞。

　　不仅如此，负面情绪还会导致身心失调、胃肠功能紊乱、免疫力低下。你就会感觉自己身体疲乏，看起来气色也不好，工作效率也很低。同时，胃肠功能紊乱也会让你的大脑感到压力，心里感到不安，从而陷入恶性循环。

习惯 **75** 了解自己的情绪极限

关于自己的脾气，你也这样吗？

× 有时自己都不知道自己为什么会突然发火

× 自己并没有想象中那么洒脱，总是将一件小事
　挂在心上

✓ 如果能够觉察自己的情绪极限，就能避免各种
　纠结，保持心态平和。

✓ 了解自己的气度，能够调整自律神经的平衡，
　改善身体不适，维护身心健康。

✓ 其实，我们都是凡人，肚量小也没关系，坦然
　面对就好。

✓ 找到适合自己的生活方式，才能减少压力、快
　乐生活。

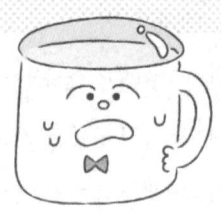

习惯 **76** 周末装饰房间，焕然一新

好不容易等到休息日，你也这样吗？

× 计划大扫除，但迟迟行动不起来

× 总想改变一下房间的风格，换个心情

✓ 当你置身于优美的风景中时，你的内心自然也
会变得安定。

✓ 诗不一定只在远方。如果你无法去远方，就在
近处给自己布置一个能放松心情的居所。

✓ 在房间里摆放几盆绿植，或者用可爱的多肉植
物、广阔草原、浩瀚大海的照片装饰一下你的
房间，都可以让你的内心得到片刻的平静。

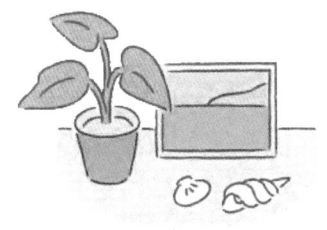

周末大脑习惯

177

周末抽空去一趟美术馆

Point

这个周末不加班，你也这样吗？

× 只要有空就去商场"逛吃"

× 只要有空就宅在家里追剧

✓ 当你置身于美术馆、博物馆等屋顶很高的场所中时，你会觉得心胸瞬间被打开，内心豁然开朗。

✓ 利用周末到"非日常"的空间进行体验，在欣赏作品中体验心流，能给你带来一种美妙的幸福感受。

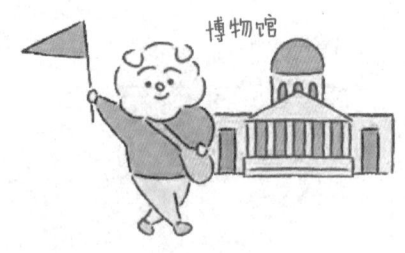

博物馆

习惯 **78** 一场说走就走的周末旅行

Point

这个周末不加班，你也这样吗？

× 计划去周边游玩，放松一下心情

× 周边有好几个景点，把行程安排得太满，感觉
比平时还累

✓ 有目的的旅行能提高交感神经和副交感神经的
协调性。

✓ 慌乱是自律神经的"天敌"。一次旅行不宜
"塞进"过多的主题。

✓ 如果你想舒舒服服地享受旅行，我建议你设定
一两个旅行主题就够了。你需要制订更为轻松
的旅行计划。

✓ 旅行是一种提高交感神经和副交感神经平衡性
的训练，抱着这种想法，来一场说走就走的周
末旅行吧。

这次的主题是
女孩子的悠闲之旅！

周末大脑习惯

179

习惯 79　周末没有计划并不可怕

Point"

这个周末不加班，你也这样吗？

× 想不出来自己想干什么，就想在家里待着恢复
体力和精力

× 没有特别的计划，感到白白浪费了一个周末，
有点自责

✓ 即使无事可做，也不要制订过多计划。

✓ 周末可以设定一天"空白日"，在这一天不要
做任何计划安排。

✓ 不要在意手账里的空白页。

✓ 把计划写进手账里，不要记在手机里。

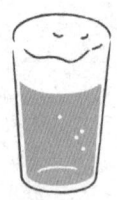

不必把日程安排得太满

对于聚会邀约不必马上回复

将行程安排写进手账里，是否参加聚会可以在第二天答复，不要因邀约而改变自己的计划。

请特意留出一天，在这一天里不做任何事先的安排。

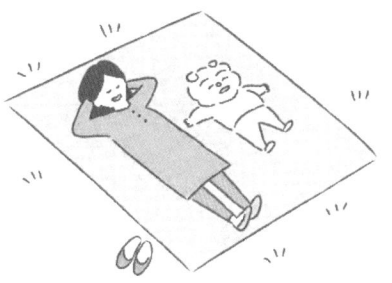

给生活留有余地

　　人生如果没有余地迟早会崩溃。那么，如何才能拥有余地呢？我建议大家宁愿空闲下来，也不能将日程安排得太满。

　　过于追求时间的高效利用，常常让我们抱着不能让日程留白的心理来制订计划。然而，日程太满会让你降低应对变化的灵活性。

　　在没有任何安排的日子，你可以去尝试新的挑战，也可以用来处理前段时间的遗留问题。这才是有余地的生活。

　　此外，请不要使用手机来安排日程，将行程安排写进手账里不仅简单方便，还能让自己对本周、下周乃至之后的计划安排一目了然。

习惯
80

写一篇"未来日记"

Point

这个周末不加班，你也这样吗？

× 闲来无聊，听听老歌，回想过去

× 闲来无聊，整理心情，展望未来

✓ 希望你能养成写"未来日记"的习惯，并坚持下去。

✓ 你可以一边想象五年后自己的生活，一边写日记。

✓ 主题不是已经发生的过去的事，而是关于未来的期许。

✓ 在书写时，你可以使用"完成时"，并且加上你对愿望达成后的感想。

请把未来写进日记里

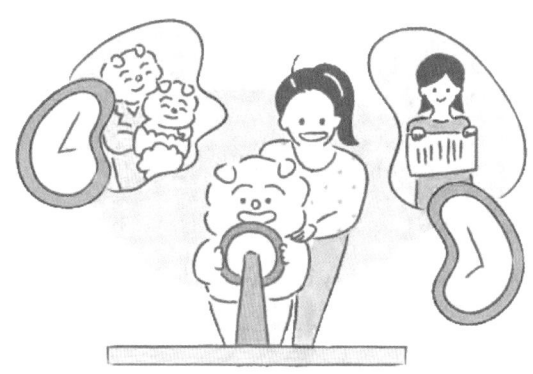

每天坚持写未来日记，才能亲身感受到效果

缓缓地书写心情，能调整你的心态。同时，写下的未来会
在大脑里留下深刻印象，日后的行动也会随之发生变化，
幸运的事情会越来越多。

将能够达成的事项用"过去式"书写

"未来日记"记录的不是当天所发生的事，也与计划表有所不
同。其特点是去想象事情已经达成时自己的所思所想，并将其记录
下来。每天坚持写日记是最基本的要求，你要确认好明天的计划并
设立目标。除了记录明日之事的"未来日记"之外，长期的"未来
日记"需要每天确认事情的进展，并根据需要进行修正。

认真地写日记能调节你的情绪，改善脑部的血液循环。你亲手
写下的未来会在大脑里留下深刻印象，协助你在不知不觉中为了实
现目标而努力，心里的愿望也更容易实现。